"你应该知道的医学常识"大型医学知识普及系列

总主编 舒志军
　　　　周　铭
主　编 舒　政

明明白白做
CT检查

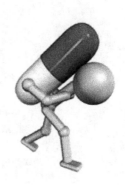

科学出版社
北　京

内 容 简 介

本书是一本围绕CT检查的科普读物,本书首先介绍了CT检查的基本知识及CT检查的流程及注意事项,然后介绍了CT检查在人体各个系统中的临床应用,并对CT影像报告专业术语作详细讲解,使读者能了解自己进行CT检查的目的和内容,并能初步了解检查报告的含义。本书以临床CT检查中遇到的常见病、多发病为主,紧贴实际,图文并茂,抽丝剥茧地回答患者关心的各种问题,对了解CT检查具有一定的意义。

本书适合任何读者,尤其是对CT检查感兴趣的读者阅读,也可供临床医护人员、医学生参考使用。

图书在版编目(CIP)数据

明明白白做CT检查 / 舒政主编. — 北京:科学出版社,2017.01
("你应该知道的医学常识"大型医学知识普及系列)

ISBN 978-7-03-050427-2

Ⅰ. ①明… Ⅱ. ①舒… Ⅲ. ①计算机X线扫描体层摄影 Ⅳ. ①R814.42

中国版本图书馆CIP数据核字(2016)第264898号

责任编辑:闫 捷
责任印制:谭宏宇 / 封面设计:殷 靓

科 学 出 版 社 出版
北京东黄城根北街16号
邮政编码:100717
http:// www.sciencep.com
南京展望文化发展有限公司排版
虎彩印艺股份有限公司印刷
科学出版社发行 各地新华书店经销
*
2017年1月第 一 版 开本:A5(890×1240)
2018年2月第三次印刷 印张:4 1/2
字数:111 000
定价:20.00元
(如有印装质量问题,我社负责调换)

《明明白白做 CT 检查》 编委会

主 编

舒 政

副主编

葛琛瑾 邓小飞

编 委

（按姓氏笔画排序）

王官连生 邓小飞 孙 凤

杜 颖 杨景勇 邹晓刚

邹彩云 葛琛瑾 舒 政

序

我院的中西医结合工作开始于20世纪50年代,兴旺于60年代,发展于80年代,初成于90年代,1994年我院正式被上海市卫生局命名为"上海市中西医结合医院"。如今,上海市中西医结合医院已发展成为一所具有明显特色的三级甲等中西医结合医院、上海中医药大学附属医院。从上海公共租界工部局巡捕医院开始,到如今"精、融、创、和"医院精神的秉持,八十几载传承中,中西医结合人始终将"业贯中西、博采众长、特色创新、精诚奉献"的理念作为自己的服务宗旨。

提倡中西医并重、弘扬中西医文化、普及中医药知识一直是中西医结合人不懈努力的内容,科普读物的编写也是这一内容的重要组成部分。医学科普读物是拉近医护工作者和患者距离的有力工具,通过深入浅出、平实易懂的文字,能够让人们更好地了解医学、理解医生,也能使医生和患者之间的沟通更加顺畅。

本院相关科室医护工作者积极编写了"你应该知道的医学常识"大型医学知识普及系列,通过临床鲜活的病例介绍和医生丰富的经验记录,强调突出中西医结合诊断及治疗特色,着眼于人们的实际需求,为人们提供更具参考性、更为通俗易懂的医学知识,提高人们对医学科学知识的了解。此次"你应该知道的医学常识"大型医学知识普及系列的编写,也是我院在常见病患者及普通人群健康管理方面所做的一次努力。

我相信,对于患者、健康关注者还是临床医护人员,这都是一套值得阅读的好书!

上海中医药大学附属上海市中西医结合医院院长

2016 年 11 月

前　言

20世纪70年代初，英国电子工程师亨斯费尔德发明了CT机，这是医学影像检查中的一场技术革命。随着科学技术的进步，CT机的发展也日新月异，从一开始只能检查头部的头颅CT到能够全身扫描的体部CT，从老式的滑环CT到新式的螺旋CT，以及最新的高端CT，每一次进步都为临床医生带来惊喜，为广大患者带来福音。这些进步充分体现在扫描速度越来越快、图像清晰度越来越高，极大地促进了临床各学科的发展，让越来越多的患者能够得到早期诊断，从而获得及时治疗。

目前CT机已经非常普及，临床应用范围越来越广，大部分临床医生已比较熟悉CT检查方法。然而，这方面的知识对于非医学专业人士来说还是比较陌生。编者在临床工作中经常遇到患者和家属，甚至一些临床医生向编者咨询针对CT检查方面的问题，感受到他们迫切想了解CT检查相关知识的需求。因此，编者根据临床工作实际，结合自身对CT检查的体会，参考国内外文献，编写了本书，期望能够让更多的人了解一些必要的CT检查相关知识，更好地发挥CT检查的临床作用。

本书共分三篇，约11万字，图119幅。本书先以问答的形式介绍了CT检查的基本知识、CT检查的流程及注意事项，然后根据检查部位结合具体病例对CT检查在临床的应用进行介绍。读者可以按顺序阅读，也可以先找到自己感兴趣的内容进行阅读，遇到某些不甚理解的内容再参考基础部分的内容。

　　本书在编写过程中得到了上海中医药大学附属上海市中西医结合医院影像科同仁的支持，谨此表示衷心的感谢。尽管我们力图呈现一本通俗易懂的科普读物，但是由于编者水平有限，缺漏甚至错误在所难免，恳请读者批评指正。

主编

2016 年 6 月

目　录

序

前言

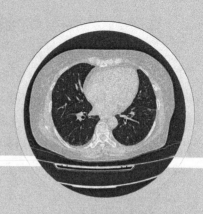

第一篇
基本知识

一、CT 是什么？

CT是英语computed tomography的简称，即计算机断层扫描。CT机是将电子计算机与X线相结合，围绕人体的某个部位做断层扫描的医学影像设备（图1-1）。就像一个外观正常的苹果，我们不知道里面是否有虫，但可以通过切片来观察和了解。简单而形象地说，CT机就是一种特殊而高级的"人体切片机"。

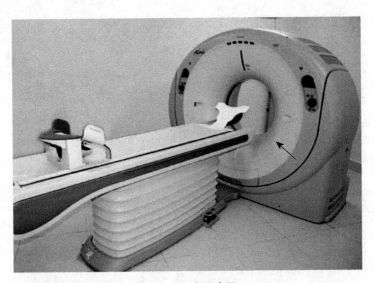

图1-1 CT机示意图

箭头所指为扫描机架，CT检查时患者平躺于检查床上，自动缓慢进入机架孔内进行扫描检查

CT检查无创、迅速，图像清晰，没有组织重叠，能够很好地把病变从正常组织结构中区分开来，所以被广泛应用于临床的各个学科。随着CT机的普及、CT技术的成熟，在疾病的早期发现、早期诊断及预后评价中，CT检查都发挥着难以取代的作用。

二、CT 机是如何产生 CT 图像的？

CT机的原理非常复杂，我们可以稍作了解。CT机是利用X线对人体某个部分一定厚度的层面进行扫描，由探测器接收透过该层面的X线，转变为可见光后，由光电转换变为电信号，再经模拟/数字转换器转为数字信号，输入计算机处理。经过计算机处理后的信息再经过数字/模拟转换器，转换成由黑到白不等灰度的小方块（像素），并按矩阵排列，构成CT图像（图1-2）。

简而言之，CT图像是X线对人体进行切片扫描，经计算机处理，将图像在显示器上显示出来的过程。

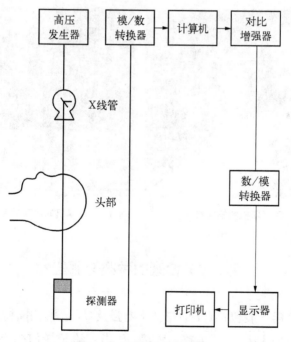

图1-2　CT机原理示意图

三、CT 机是怎样构成的?

CT机由扫描部分、计算机系统、图像显示和存储系统构成。

1. 扫描部分　即患者进行检查的地方,由X线管、探测器和扫描架组成;X线管发射X线,探测器接收X线(图1-3)。

2. 计算机系统　是将扫描收集到的信息数据进行贮存运算,是CT机的神经中枢和心脏。担负操纵整个扫描过程,处理和运算扫描数据(图1-4)。

3. 图像显示和存储系统　将经计算机处理、重建的图像显示在显示屏上(图1-4)。

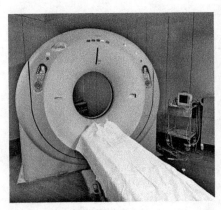

图1-3　CT机的扫描部分

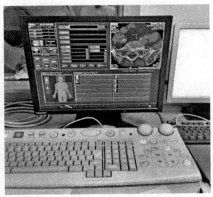

图1-4　CT机的计算机系统及存储系统

四、CT 检查的种类有哪些?

CT检查一般包括CT平扫、CT增强及CT造影扫描检查。

1. CT平扫检查　为普通扫描,是指不给予任何药物的CT检查,即静脉内不注射含碘对比剂的扫描,通常用于初次CT检查者。这里所说的对比剂就是造影剂，是一种专业的说法。

2. CT增强扫描检查　一般用CE或+C来表示，经静脉给予水溶性碘对比剂后再做扫描，使病变组织与邻近正常组织间的密度差增大，可显示CT平扫检查不能显示的病变，从而提高病变检出率，有利于医生判断有无病变、病变在哪里（定位）、是什么性质的病变（定性）等。

3. CT造影扫描检查　CT造影扫描检查（以下简称"CT造影检查"）是在对某一器官或结构进行造影后再做扫描的方法，它可以很好地显示某一器官或结构，从而发现病变。过去常用的有：脊髓CT造影、脑池CT造影、胆囊CT造影、膝关节CT造影检查等。目前临床较为常用的是CT血管造影检查及CT尿路造影检查。

（1）CT血管造影检查：是将CT增强扫描技术与CT薄层、大范围、快速扫描技术相结合，通过合理的后处理技术，来显示全身各部位血管细节的一种检查技术。这种无创而简便的检查方法能够清晰地显示血管变异（先天性）、血管疾病以及直观立体地显示病变和血管关系。

（2）CT尿路造影检查（CTU）：是利用泌尿系统排泄功能，同时显示肾、输尿管及膀胱的一种检查方法，并在一定程度上反映了肾脏的功能，对病变的显示清晰直观，集合了CT平扫检查和尿路造影摄片（IVP）的优点，较其他泌尿系检查方法更易做出定位定性诊断（图1-5）。

五、全身 CT 是什么意思？

CT最早用于颅脑检查，那时候只能叫头部CT，因为不能进行体部检查。头部CT能很好地检出脑出血、脑梗死、脑肿瘤等疾病，并对部分脑肿瘤能定性诊断。在磁共振（MRI）应用于临床前，CT是颅脑最好的检查方式，即使在目前，MRI也不能完全替代CT。

随着CT的发展，才诞生了体部CT，也叫全身CT。全身CT是指该

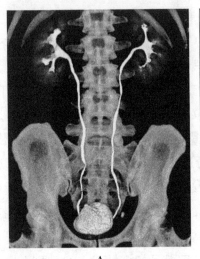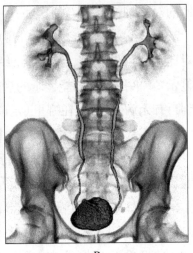

A   B

图1-5 CT尿路造影

造影剂经手部静脉注射,通过肾排泄时进行CT扫描,影像医师在后处理工作站对扫描数据进行三维处理,获得尿路立体图像,能够清晰显示病变

机器对几乎全身各个部位的病变都能进行检查,但并不是一次检查就能够看到全身的病变。在实际工作中,医生根据患者具体的临床症状和体征,对具体的部位进行检查。目前医院里的CT均是全身CT。

六、哪些疾病需要做 CT 检查?

一般来说,人体所有器质性疾病都可以进行CT检查,具体的适应证罗列如下:

1. 颅内 颅内肿瘤、颅脑外伤、脑血管病、脑变性疾病、先天性畸形、颅内感染性疾病、脑积水等。

2. 五官 眶内炎症、眼格氏病、眶内肿瘤、眼眶外伤及眶内异物;外耳、中耳、内耳先天性畸形、颞骨外伤、耳硬化症、中耳炎症、颈动脉球瘤;鼻窦炎、鼻窦囊肿及息肉,鼻窦及鼻咽部肿瘤等。

3. 颈部 颈部肿瘤、甲状腺肿瘤、甲状腺弥漫性肿瘤、甲状旁腺肿瘤等。

4. 胸部 肺炎、肺结核、肺部肿瘤、胸部外伤、肺血管病、肺囊肿、肺隔离症、纵隔肿瘤、血管性病变及转移性病变、心包病变、胸腔积液、胸膜间皮瘤、胸膜转移瘤等。

5. 腹部 肝、胆、脾、肾、肾上腺、胰腺等器官的良性及恶性肿瘤，感染性疾病，肝局灶性增生，肝硬化，腹部外伤，胆道、泌尿系统结石，梗阻性黄疸的鉴别，胆总管囊肿，肝、脾、肾先天性病变，胃肠道肿瘤及肿瘤向周围侵犯范围及程度等。

6. 腹膜后 腹膜后肿瘤、腹膜后纤维化、腹主动脉瘤等。

7. 盆腔 膀胱结石、膀胱肿瘤、前列腺增生及肿瘤、前列腺结石、子宫肌瘤、子宫癌、附件囊肿及肿瘤等。

8. 脊柱、四肢 脊柱和四肢外伤、骨折，椎管内骨折片，椎管变形、狭窄，脊柱和四肢炎症、结核、肿瘤，关节退行性病，椎间盘突出等。

虽然全身各个部位都可以进行CT检查，但绝不是所有病变通过CT检查都能获得准确诊断，对一些弥漫性炎症及变性性病变的检查效较稍差，如对肝炎，CT检查并无多大价值；在胃肠道内病变的检查，CT检查对病变的检出率不如内镜。

七、何时应该选择 CT 增强扫描检查？

凡是怀疑脑肿瘤、脑血管畸形，脑脓肿，肺肿瘤，纵隔肿瘤，心脑血管病变，全身外周血管病变（阻塞或出血），肝、胆、胰、脾、肾、膀胱、前列腺子宫以及胃肠道的肿瘤性病变都需要做CT增强扫描检查。

CT增强扫描检查具有诸多优势：对病灶的定性能力高，对小病灶的检出率高，能清晰显示血管结构。对已确定为恶性肿瘤的，CT增强扫描检查可提高肿瘤分期的准确性,或判断肿瘤手术切除的可能性。

但CT增强扫描检查也并非每个人均合适,对碘造影剂过敏,严重肝、肾功能损害,重症甲状腺疾患一般不做CT增强扫描检查;急性脑外伤、脑卒中、药物过敏、哮喘、肾衰、心肺功能不全的患者、1岁以下小儿及高龄老人,由于机体功能弱,增加了造影剂过敏的概率,所以要慎重进行CT增强扫描检查。具体情况需要医生进行综合评估和判断。

八、CT 检查使用的是什么造影剂?

CT检查使用的造影剂均为含碘的物质,是一种三碘苯环衍生物,包括离子型和非离子型两种。

1. 离子型造影剂　是三碘苯甲酸盐,如泛影葡胺、异泛影葡胺等。由于它们是盐,在水溶液中离解成阳离子和阴离子,带有电荷,故称为离子型造影剂。

2. 非离子型造影剂　如碘苯六醇(欧乃派克)、碘异酞醇(碘必乐)、碘普罗胺(优维显)等是在三碘苯环是在三碘苯环上引入羟基,去掉羧基和离子。由于它们不是盐类,因此在水溶液中不产生离子,不带电荷,故称为非离子型造影剂。

由于非离子造影剂远较离子型对比剂安全,因此目前CT检查采用的对比剂基本上均为非离子型对比剂。

九、CT 造影剂会产生不良反应吗?

CT增强扫描检查时,造影剂经高压注射器进入人体以后,由于其渗透压、水溶性、电荷和黏稠度与人体血液有所差异而可能产生不良反应。其发生时间通常在注入含碘造影剂后数分钟至半小时内,偶见数小时至数日后出现迟发反应。根据不良反应的程度不同，一般将其分为轻度、中度、重度和极重度。

1. 轻度反应 皮肤潮红、瘙痒、荨麻疹、头晕、头痛、灼热感、眼睑水肿、眼及鼻分泌物增加、恶心、呕吐、寒战等。

2. 中度反应 气急、胸闷、呼吸困难、痉挛性咳嗽、心动过缓、血压下降。

3. 重度反应 休克。

4. 极重度反应 心搏骤停。

在CT增强扫描检查过程中不良反应的发生率很低，总体发生率约为1%，主要发生在那些具有过敏体质的患者身上。而重度及极重度不良反应的发生率更是非常少见。

但是，CT增强扫描检查时毕竟还是有可能发生不良反应的，所以在进行检查前，医生或护士要求患者签署"接受碘造影剂志愿书"。所有医院CT检查室均配备抢救车，万一发生不良反应时，医生可及时进行救治。所以，一般情况下，患者不要过于担忧。

另外，有些患者在造影剂注入后会产生全身及局部发热，这是由造影剂本身的某些特性所引起的，不是造影剂的不良反应，不会对人体造成伤害，CT造影检查过后很快会恢复正常，不需处理，不必恐慌。

十、CT 图像是怎样构成的？

CT图像是由一定数目、不同灰度的像素按矩阵排列所构成。像素反映的是相应体素的X线吸收系数。CT图像以不同的灰度来表示。灰度反映器官和组织对X线的吸收程度。同X线的图像一样，黑影表示低吸收区，即低密度区，如肺组织（含有空气）或脂肪；白影表示高吸收区，即高密度区，如骨骼。也就是说，密度越低的组织，在图像中就越黑，密度越高的组织，在图像中就越白（图1-6）。

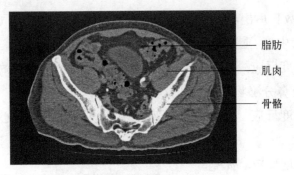

图 1-6　CT 图像

高密度区：骨骼；中密度区：肌肉；低密度区：脂肪

十一、CT 片上的文字信息怎么看？

在平时工作中，经常有患者带着自己检查的 CT 片来找编者进行读片咨询和会诊。许多患者都非常认真和细心，在 CT 片袋子上写上具体的检查时间，以便医生读片。其实，一张 CT 片上编排许多 CT 图片（一般 20 幅或以上），每幅图片上都是中间为 CT 图像、四角分布相关文字信息（图 1-7 ～图 1-9）。

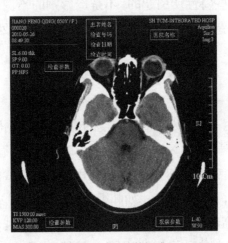

图 1-7　CT 片的组成

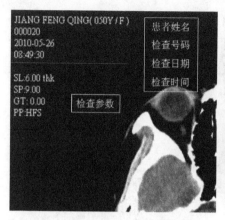 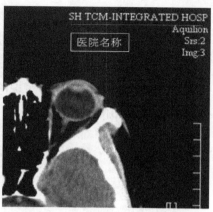

图1-8　CT片左上角局部放大图　　　　　图1-9　CT片右上角放大图

横线上方从上至下分别显示的是患者姓名（汉　横线上方显示的是医院名称；横线下方显示的
语拼音）、检查号码、检查日期和检查时间；横　是CT机的型号；其他均为专业信息
线下方显示的是检查参数

　　通过观察CT片上的基本信息，就可以了解该CT片是何人的、CT
检查是何时做的等。这些信息基本都在CT片的左上角或右上角，其
他文字信息则都是CT检查的专业信息。

十二、CT 报告怎么看？

　　CT报告一般包括患者的基本信息、检查方法、放射学表现及放射
学诊断四部分组成（图1-10）。

　　1. 患者的基本信息　　包括患者的姓名、性别、年龄、放射学检查
号码、检查部位和名称等，是用于患者间的识别及图像信息归档所用，
一般不具备诊断信息。

　　2. 检查方法　　指CT扫描的方法。

　　3. 放射学表现　　对CT表现进行描述。

　　4. 放射学诊断　　是根据放射学表现作出的结论，是一张报告最
为核心的部分。

5. 其他 报告下方有两个署名,分别是诊断医师及审核医师。一般正式的CT报告均由两个医师共同完成,以保证患者利益的最大化。但是CT报告仅根据CT片所出具,同样的CT片可能由不同疾病所导致,也就是放射科医师常说的"异病同影"现象,因此,最终诊断必须结合临床由临床医师出具。

上海中医药大学附属
上海市中西医结合医院放射诊断报告单

病人姓名: 　　　性别: 女　　年龄: 88岁　科别:
住院号: \　　　病区: \　　　床号: \　　门诊号:
放射学检查号码:　　　　　　　送检医师的要求: 协诊
临床诊断: 待查　　　　　　检查部位和名称: 胸部平扫

检查方法: 胸廓入口至肺下界螺旋扫描, 32×1.0mm, 螺距1.406, 重建层厚7mm, 层距7mm, MPR

放射学表现:
　两肺见散在条索影, 邻近胸膜增厚粘连, 右肺上叶及下叶分别可见小结节影, 最大者直径约为0.7cm。两肺门未见明显增大, 纵隔未见明显肿大淋巴结, 二尖瓣及冠状动脉钙化。未见胸腔积液征象。

放射学诊断:
　1. 右肺结节, 请结合临床或进一步检查; 两肺散在少许陈旧灶; 请结合临床随访;
　2. 二尖瓣及冠状动脉钙化。

报告医师:　　　　　　审核医师:
检查日期: 2016-01-29 11:48　报告日期: 2016-01-29 11:51　审核日期: 2016-01-29 14:55
注: 仅供临床医师参考, 不作任何证明及最终诊断。

图1-10 放射诊断报告单示意图

小贴士

① 放射科报告一般由患者的基本信息、检查方法、放射学表现及放射学诊断四部分组成; ② 患者应注意姓名、性别及年龄以确认基本信息的准备性; ③ 一张CT报告的精华在于放射学诊断; ④ CT报告不代表最终结论,需结合临床共同诊断。

十三、CT 值是什么？

CT值代表X线穿过组织被吸收后的衰减值，是表达组织密度的统一尺度，单位为HU。其反映物质的密度，CT值越高则密度越高。CT值计算公式如下：

$$某物质CT值 = 1\,000 \times (\mu - \mu_水)/\mu_水$$

CT值不是一个绝对值，而是一个相对值。不同组织的CT值各异，各自在一定范围内波动（表1-1）。

表1-1　常见组织及病变的平扫CT值

物质成分或组织	CT值范围(HU)	物质成分或组织	CT值范围(HU)
空气	−1 000	囊肿	−15～15
脂肪	−100～20	漏出液	< 18
水	0	渗出液	> 18
颅脑	25～45	肿块	30～40
肝脏	50～70	新鲜出血	60～80
肌肉	30～50	陈旧血肿	20～40
骨骼	> 400	钙化灶	80～300

十四、窗宽、窗位（窗中心）指的是什么？

人体组织在CT上能分辨出2 000个不同的灰度，层次甚多，而人的眼睛不能分辨出如此微小的灰度差别，一般只能分辨出16个灰度。

为此CT机在设计上将密度最高的白色到密度最低的黑色分为16个灰阶。因此,当两种组织的CT值只有相差在125 HU以上时肉眼才能分辨出来,若相差不足125 HU则无法分辨清楚。而人体软组织的CT值多数在20~70 HU,相差不足125 HU。为了提高组织结构细节的显示,使CT值差别小的两种组织能分辨,需要采用不同的窗宽与窗位进行调整(表1-2)。

1. 窗宽　是指CT图像上所包含的CT值范围。在此CT值范围内的组织结构按其密度高低从白到黑分为16个灰阶供观察对比。例如,窗宽选定为80 HU,则其可分辨的CT值为80/16 = 5 HU,即两种组织CT值的差别在5 HU以上即可分辨出来。因此窗宽的宽窄直接影响到图像的对比度和清晰度。

2. 窗位　或称窗中心,是指窗宽上下限的平均数。

不同的窗宽及窗位用以观察不同组织,例如,在胸部CT检查时肺窗用以观察肺组织,而纵隔窗用以观察心脏大血管,胸壁软组织及纵隔各种结构(图1-11、图1-12)。

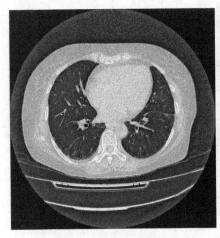

图1-11　肺窗

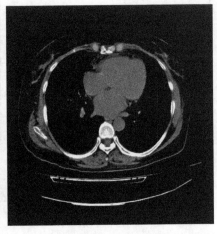

图1-12　纵隔窗

表1-2　CT检查常用的窗宽窗位

	窗宽（HU）	窗位（HU）
脑　窗	90	40
骨　窗	2 000	500
肺　窗	1 500	−550
软组织窗	400	40

十五、什么是 CT 的部分容积效应

在同一扫描层内含有两种以上不同密度的物质时，图像的CT值则是这些物质的CT值的平均数，它不能如实地反映其中任何一种物质的CT值，这种物理现象称为部分容积效应。

十六、哪些情况下 CT 图像会产生伪影影响诊断？

CT图像上可由不同的原因出现不同的伪影，伪影出现的常见原因及表现如下：

（1）患者运动或扫描器官自身的运动，常表现为高低密度相伴行的条状伪影。

（2）两种邻近结构密度相差悬殊，如骨嵴、钙化、空气或金属异物与软组织邻近处，常表现为星芒状或放射状伪影。

（3）CT机本身故障，表现为环形或同心圆伪影。

十七、CT 的发展经历哪些变革？

自从1895年伦琴发现X线后，X线就被广泛应用于人体器官的检

查。但是，由于人体内某些器官对X线的吸收差别极小，因此X线对那些前后重叠的组织的病变就难以发现。于是，人们开始寻找一种新的技术来弥补常规X线的不足。

1917年，奥地利数学家约翰·柯登在首先提出了一种新的算法，使得二维或三维的物体能够通过一组测量投影数据重建单一影像。到1967年，戈弗雷·霍斯弗尔德爵士几乎用了50年的时间开发出最初的CT模拟机。最初的CT机仅用于头颅CT检查，扫描每幅头颅横轴位图像需要几分钟时间，并需要几天的时间才能完成图像重建。

然而，在以后的几十年，CT机却发生了翻天覆地的变化，几乎每隔10年CT机就会有一次大变革。1969～1978年是CT机实验室阶段及头颅成像阶段。1979～1988年是CT的非螺旋时代，CT机不再仅仅用于头颅检查，随着计算机处理速度的加快，CT机开始应用于胸部及腹部的扫描。1989～1998年为螺旋CT机及血管CT机时代，滑环技术的应用使得CT的X线装置可以连续旋转。这不仅是每幅CT横轴位图像采集时间减少为1秒，而且能以螺旋方式采集数据。正是这种采用螺旋方式采集数据的方式的出现彻底颠覆了CT机以往的扫描方式。使得CT机能通过一次屏气完成整个器官的连续性扫描，解决了呼吸屏气造成的可重复性问题。并实现了动脉期成像和CT血管造影检查。此时的CT机虽然可以进行多平面重组，但冠状位及矢状位的空间分辨率仍远远低于横断面。1999～2008年为多层螺旋CT机时代及心脏CT机时代，这是个探测器变革的时代。2008年后，CT机呈现出后64排时代，各家CT机生产厂商依据各自的优势，发展出了双能CT机、能谱CT机及320排CT机。使得CT机在空间分辨率及时间分辨率上取得了巨大飞跃。

十八、什么是螺旋CT？

螺旋CT是采用滑环技术，将电源电缆和一些信号线与固定机架内不同金属环相连运动的X线管和探测器滑动电刷与金属环导联。球管和探测器不受电缆长度限制,沿人体长轴连续匀速旋转,扫描床同步匀速递进(传统CT扫描床在扫描时静止不动),扫描轨迹呈螺旋状前进,可快速、不间断地完成容积扫描(图1-13)。

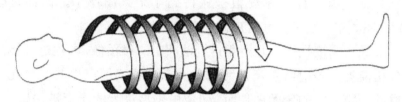

图1-13 螺旋CT扫描轨迹示意图

1998年医学工程技术人员在单层螺旋CT的基础上又推出了多层螺旋CT(MSCT),使CT的发展又上了一层楼。多层螺旋CT与单层螺旋CT机比较,有很大的改进。首先,单层螺旋CT采用扇形X线束,单排探测器,而多层螺旋CT则用锥形X线束,多排探测器,大大提高了扫描速度,旋转一周的扫描时间可短至0.5秒,同时旋转一周可获得多层图像。例如,16排螺旋CT,它扫描一周0.5秒内可获得16个层面的图像。由于它是快速容积扫描,在短时间内,对身体的较长范围进行不间断的数据采集,可获大量的信息。经过计算机的后处理,不仅可获得薄至0.75 mm一层的图像,而且可完成许多种技术的成像。例如,三维重建,多层螺旋CT没有了阶梯状伪影,图像更接近于立体解剖图像;又例如,仿真内镜不仅更"真",而且更细小的病变及黏膜的病变发现率增高。

十九、多排螺旋 CT 的后处理技术有哪些?

在多排螺旋CT常用的后处理技术包括多平面重建(MPR)、最大密度投影（MIP）、最小密度投影（MinIP）、三维容积再现（VR）。

1. 多平面重建　是将扫描范围内所有的轴位图像叠加起来，再对某些标线标定的重组线所指定的组织进行冠状、矢状位、任意角度斜位图像重组（图1-14）。多平面能任意产生新的断层图像，而无须重复扫描。原图像的密度值被保持到了结果图像上。曲面重组（CPR）还能在一幅图像里展开显示弯曲物体的全长。

2. 最大密度投影　是运用透视法获得二维图像，即通过计算沿着被扫描物每条射线上所遇到的最大密度像素而产生的。当光纤束通过一段组织的原始图像时，图像中密度最大的像素被保留，并被投影到一个二维平面上，从而形成最大密度投影图像。最大密度投影能很好地显示血管的狭窄、扩张、充盈缺损及区分血管壁上的钙化。

3. 最小密度投影　是在螺旋CT采集的原始容积数据基础上，将所选取容积中最低衰减像素投影成二维图像，即仅计算穿过所选取扫描部位每条射线上最低密度像素而投影产生的图像，该技术仅显示10%的原始数据。用于分辨支气管内纯气体与肺实质之间的轻微密度差异。

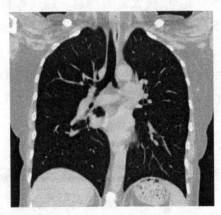

图1-14　冠状面 MPR 重建图像

4. 容积再现　是使假定的投射线从给定的角度上穿过扫描容积，对容积内的像素信息作综合显示，需深度、遮蔽表面显示技术、旋转技术及适当的信号强度切割技术共同施行（图1-15）。可赋予影像以不同的伪彩与透明度，给以近似真实的三维结构的感受，该方式在重建中丢失的数据信息很少，可更佳地显示解剖结构的空间关系。

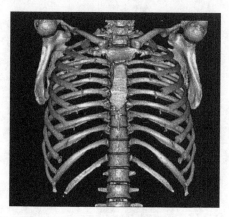

图1-15　肋骨VR重建图像

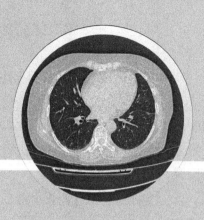

第二篇
CT 检查的流程
及注意事项

一、CT 检查的流程是什么?

（1）CT检查由临床医师根据患者病史申请检查。

（2）检查前患者务必除去检查部位的高密度或金属物品，并妥善保管好贵重物品。进入检查室，禁止使用手机。

（3）接受CT增强扫描检查，须患者本人或家属签署《碘对比剂知情同意书》。

（4）检查过程中患者须尽量配合医（技）师检查，避免运动，以保证图像质量。

（5）急诊患者一般检查后30～45分钟可领取急诊报告；门诊患者一般第2天可领取门诊报告；疑难病例，会适当延迟出报告时间。

（6）检查后妥善保管CT检查结果，以便下次复查时对比。

二、CT 检查需要携带其他检查资料吗?

CT检查是临床检查的一部分，所以之前患者已经和临床医师进行相关病史的沟通，进行CT检查时应携带有关临床资料，如超声、化验、X线、MRI、放射性核素及已做过的外院CT检查等各种检查结果和图片，以方便影像科医师作诊断参考。有时，影像科医师还需要和患者直接沟通临床病史及作相应的体格检查，以便作出准确的诊断。

三、CT 检查时需要家属陪同吗?

一般做CT平扫检查的患者不需家属陪护，但儿童、不配合检查者、神志不清者、危重患者需要家属及相关医护人员陪护。此外，接受CT增强扫描检查时一般需要家属陪同。

四、CT 检查时不能携带哪些物品？

1. 头颅、五官CT检查　需要取下发夹、耳环等金属物品；头颅外伤的患者需要取下包扎时所用金属回形针及其他金属物品。

2. 胸部CT检查　需要取下项链、领带夹、金属饰物及上衣口袋中的金属物品，若穿着含金属材质的上衣需要更换成棉质上衣。

3. 腹部CT检查　需要取下皮带、手机、钥匙等金属物品。

五、CT 检查前及检查时需要注意什么？

1. 腹部CT检查　最好检查前一天晚上起空腹。1周内不服含金属的药物、不接受胃肠钡剂检查。若已接受钡剂检查，需待钡剂排空后才能接受检查；接受胃部CT检查前还需饮用足量纯净水或少量产气粉，以保证胃部充盈。

2. CT增强扫描检查　检查前一天晚上或前4小时空腹，在等待检查时，若因饥饿出现头晕、出冷汗等低血糖症状，除糖尿病患者外均可饮适量糖水。CT增强扫描检查需要注射碘对比剂，因此有碘、青霉素过敏者应主动说明。

3. 泌尿系统检查　需要大量饮水，以保证膀胱充盈。

4. 其他

（1）扫描部位贴有膏药应自行取下。

（2）扫描时不要看扫描架上的红灯；胸、腹部检查过程需要屏气，一般采用的是平静均匀呼吸时屏气；

（3）CT机上配有对讲机，在检查中如有不适或发生异常情况，应立即告知上机医师或技师。

六、CT 增强扫描检查的禁忌证及 高危因素有哪些？

1. 禁忌证　以下患者不能接受CT增强扫描检查。

（1）孕妇、对X线高度敏感或不宜接触X线者（如再生障碍性贫血等）。

（2）病情危重难以配合者。

（3）含碘对比剂过敏者、重症甲状腺疾病患者（甲状腺功能亢进症）以及严重心、肝、肾功能衰竭者不宜接受CT增强扫描检查。

2. 高危因素　以下患者应谨慎接受CT增强扫描检查。

（1）心血管系统：充血性心力衰竭、冠心病、心律失常等。

（2）脑血管疾病：重度脑动脉硬化及脑血管痉挛。

（3）呼吸系统疾病：哮喘。

（4）泌尿系统疾病：肾功能不全。

（5）既往有碘过敏史或其他过敏史患者。

（6）严重恶病质及其他严重病变者。

（7）其他：需要咨询专科医生的其他疾病。

七、CT 增强扫描检查前对碘对比剂不良反应 会采取什么预防措施？

（1）对每一例需接受CT增强扫描检查的患者均应详细询问病史，了解有无高危因素，以便选择应用造影剂及预防用药。

（2）碘过敏试验，观察患者有无碘过敏反应；

（3）CT增强扫描检查前，可给患者静脉注射10 mL的地塞米松，以减少过敏反应。

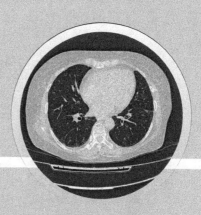

第三篇
临床应用

头颅 CT 检查

▲

第一节　颅脑外伤

·**典型病例**·

患者，李某，女，28岁。上班途中遭遇车祸，头部撞伤，即刻被救护车送往医院。医生检查后开具急诊头颅CT检查申请单。

·**图像资料**·

见图3-1、图3-2。

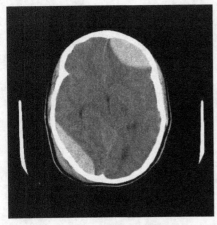

图3-1　急性硬膜外血肿

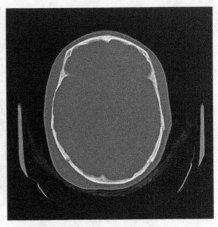

图3-2　颅骨骨折

·诊断报告·

1. 放射学表现　左侧额部及右侧颞枕部可见梭形密度增高影，较大者大小约2.5 cm×5.6 cm，相邻脑实质明显受压内移，中线结构受压移位约0.5 cm（图3-1）。第四脑室受压变形，环池受压显示欠清。余脑室形态、大小、位置正常，脑沟、脑池形态规则。右侧顶骨可见线形低密度影（图3-2），右侧顶枕部皮下软组织肿胀。

2. 放射学诊断

（1）左侧额部及右侧颞枕部硬膜外血肿，请结合临床。

（2）右侧顶骨骨折，右侧顶枕部皮下血肿。

·报告解读·

（1）"密度增高影"：指颅脑有出血，一般颅脑出血均表现为高密度影，CT值60～70 HU。除出血外钙化也可表现为高密度影，CT值高于100 HU。

（2）"左侧额部及右侧颞枕部"：指出血的部位。

（3）"大小约2.5 cm×5.6 cm"：指出血的大小。

（4）"相邻脑实质明显受压内移，中线结构受压移位，第四脑室受压变形，环池受压显示欠清"：指出血的继发征象，这些继发征象会导致患者产生一系列症状，如神志不清、恶心、呕吐。

（5）"右侧顶骨线形低密度影"：指右侧顶骨骨折。

（6）"右侧顶枕部皮下软组织肿胀"：指皮下血肿。

（7）"硬膜外血肿"：指出血的部位，其他出血部位包括硬膜下出血、蛛网膜下腔出血、挫裂伤、脑内血肿等。放射学诊断中还会提及骨折及皮下血肿。

·病例分析·

这是一个典型的外伤病例，在阅读CT报告时需要注意以下这些问题。

（1）首先需要观察有无出血，一般在放射学诊断中出现"出血""血肿"等字眼即可认为是有出血的表现。

（2）出血的种类：一般在放射学表现及诊断中描述，可能出现的是"硬膜下""硬膜外""蛛网膜下腔"及"某叶（代表颅内出血）"出血或血肿等字眼。

（3）出血的位置：一般在放射学表现及诊断中描述，可能出现的字眼为"某叶""某部""脑池""脑室"及"脑沟"等。

（4）出血的大小：一般在放射学表现中描述具体血肿的大小，以"某cm×某cm"表示，或以"距颅板某厘米""上下某层"表示。

（5）出血的继发征象：一般在放射学表现中描述，可能出现的字眼有"脑实质受压""脑室受压""脑池消失"及"中线移位"。在放射学诊断中可能出现的字眼为"脑积水""脑梗死""脑疝形成"等。出现"脑疝形成"时必须高度警惕，因为一旦发生脑疝，即提示严重的颅脑外伤。

（6）有无颅骨损伤及皮下血肿，一般在放射学表现及诊断中均会描述。

·知识问答·

1. 颅脑外伤的种类有哪些？

颅脑外伤即发生于头颅部的外伤，是一类常见的损伤，以跌坠伤和撞伤最为多见，击打伤次之。总体而言，颅脑外伤分为闭合性（伤后脑组织与外界不相通）和开放性脑损伤（伤后脑组织通过颅骨及头皮的伤口与外界相通）两大类。

颅内损伤根据部位分为头皮损伤、颅骨骨折和颅内损伤，可单独发生亦可合并存在。原发性脑损伤可在伤后即刻出现，包括颅骨骨折，颅缝分离，脑挫裂伤等。继发性脑损伤则是损伤后逐渐发生，包括脑水肿、脑肿胀、颅内出血及脑疝等。

CT检查是用于颅脑外伤的首选检查方式，其不仅能观察原发损伤，也能观察继发损伤。但很多颅内损伤是逐渐发生的，因此，颅脑外伤的患者应积极做CT检查随访，避免继发及迟发性血肿的发生。

小贴士

　　CT检查是用于颅脑外伤的首选检查方式，可观察到头皮损伤、颅骨骨折和颅内损伤，头颅外伤应积极随访，以避免迟发性血肿发生。

2. CT检查能检查出所有的颅脑损伤吗？

　　脑震荡是颅脑损伤当中较轻的一种。一般认为是脑功能的一时性紊乱而无明显的器质性损伤。CT检查不能发现脑震荡的存在。脑震荡一般表现为一过性意识障碍，常在30分钟之内恢复，清醒后有嗜睡、头痛、头晕、心悸等症状；除此以外，还可能出现逆行性健忘（不能记忆受伤当时或伤前一段时间的情况，健忘时间的长短可提示脑受伤的轻重）和自主神经系统功能紊乱等症状。随意识的改善，上述症状亦会逐渐缓解消失。但头痛、头晕、心悸、恶心、失眠和注意力不集中等症状将会继续存在一段时间。

3. CT检查能检查出的颅脑外伤有哪些？

　　CT检查能检查出的颅脑外伤包括头皮损伤、颅骨骨折、硬膜下血肿、硬膜外血肿、蛛网膜下腔出血、脑挫裂伤、迟发性颅内血肿、脑肿胀、脑水肿、弥漫性轴索损伤以及颅内外伤的并发症及其后遗症。

　　（1）颅内外伤的并发症：脑梗死、感染（脑脓肿形成）、颈内动脉海绵窦瘘及脑积水等。

　　（2）颅内外伤的后遗症：脑软化、脑萎缩、脑穿通畸形及硬膜下积液等。

4. 硬膜下血肿CT表现有哪些？

　　硬膜下血肿分为急性、亚急性、慢性3期。3天内为急性期，4～21天为亚急性期，21天后为慢性期。急性期表现为颅板下新月形高密度影。亚急性和慢性期因血红蛋白崩解而密度减低，表现为高、等、低密

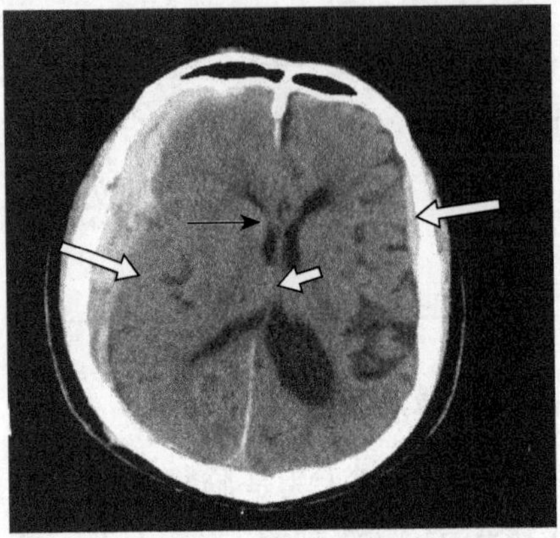

图3-3　硬膜下血肿

患者，男，45岁；右侧额颞枕部硬膜下及左侧颞部新月形高密度影（长白箭头）；右侧侧脑室受压移位（黑箭头），中线向左移位（短白箭头）

度，血肿分布广泛（因血肿直接压迫软脑膜并且阻碍脑脊液循环，所以占位效应较明显。占位效应是CT表现的一种，指病灶占据正常组织的位置，推移并压迫正常组织的现象，往往占位效应越明显，临床症状越严重，图3－3）。

急性期硬膜下血肿根据有无脑组织损伤分为单纯型及复合型。单纯型脑组织损伤不明显，因血肿常位于矢状窦旁区域，故常为矢状窦旁桥静脉、皮层静脉或动脉损伤。复合型常合并脑挫裂伤。脑组织挫裂伤引起皮层静脉或动脉损伤，破入硬膜下腔。

小贴士

硬膜下血肿占位效应明显，可有急性、亚急性、慢性3期。

5. 硬膜外血肿CT表现有哪些？

硬膜外血肿是位于颅骨内板与硬脑膜之间的血肿，好发于幕上半球凸面，约占外伤性颅内血肿的30%，其中80%为急性血肿。少数患者受伤时无症状，以后发生慢性硬膜外血肿。

硬膜外血肿较为局限，常不跨越颅缝，而矢状窦破裂的血肿可跨中线。CT表现为颅骨内板下方双凸形或梭形边缘清楚的高密度影，CT值为40～100 HU（图3－4）。部分血肿可通过分离的骨折缝隙渗到颅外软组织下。血肿占位效应明显，局部脑组织受压明显，而中线

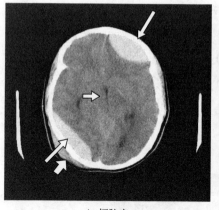
A. 颅脑窗

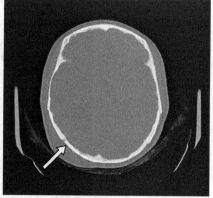
B. 骨窗

图3-4　急性硬膜外血肿

患者,女,28岁,外伤即刻;A. 右侧枕部及左侧额部梭形密度高密度影(长箭头),相邻脑实质明显受压内移,中线结构移位(短箭头),右侧枕部皮下血肿(粗箭头);B. 右侧枕骨骨折

结构移位相对较轻。静脉源性硬膜外血肿因静脉压力低,血肿形成晚,CT扫描时血肿可能溶解,表现为略高密度或低密度区。慢性硬膜外血肿壁机化后形成的纤维组织膜可钙化。

硬膜外血肿的形成与颅骨损伤有密切关系,骨折或颅骨的短暂变形,均会撕破位于骨沟的硬脑膜动脉或静脉窦引起出血或骨折的板障出血,90%的硬脑膜外血肿与颅骨线形骨折有关。

 小贴士

硬膜外血肿较局限,常合并骨折。

6. 蛛网膜下腔出血CT表现有哪些?

蛛网膜下腔出血(SAH)是脑底部或脑表面的病变血管破裂,血液直接流入蛛网膜下腔引起的一种临床综合征,外伤时常因软脑膜和皮层血管的破裂出血或脑内血肿的破入所致。

头颅CT是诊断SAH的首选方法,表现为蛛网膜下腔内高密度影(图3-5)。一般出血来源处积血较多。但因蛛网膜下腔与脑室系统相通,所以蛛网膜下腔出血时,脑室内亦可同时出现积血。蛛网膜下腔出血后血栓吸收很快,2～3天后CT片上显示血栓即可吸收,一般一周左右即可完全吸收。因此,CT检查主要用于24小时内的蛛网膜下腔出血诊断。

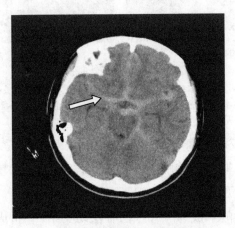

图3-5　蛛网膜下腔出血

患者,男,32岁;鞍上池及环池(箭头)内见高密度影,相邻脑组织肿胀

CT复查用于了解出血后血栓的吸收情况,以及有无再出血、继发脑梗死、脑积水及其程度等。

💗 小贴士

CT检查是蛛网膜下腔出血的首选检查,蛛网膜下腔出血血栓吸收较快。

7. 蛛网膜下腔出血均为外伤所引起吗？

外伤只是导致蛛网膜出血的一小部分原因，更常见导致蛛网膜出血的原因是颅内动脉瘤。颅内动脉瘤占导致蛛网膜出血占蛛网膜出血原因的50%～85%，好发于脑底动脉环的大动脉分支处，以该环的前半部较多见。

根据CT检查结果，可初步判断动脉瘤的位置。若动脉瘤位于颈内动脉段，CT常表现为鞍上池不对称积血；若动脉瘤位于大脑中动脉段则CT表现多见外侧裂积血；若动脉瘤位于前交通动脉段则CT表现为前间裂基底部积血；而出血在脚间池和环池，一般无动脉瘤。再者，可以选择头颅CTA及DSA进一步明确颅内动脉瘤的位置（图3-6）。

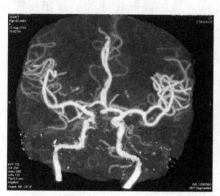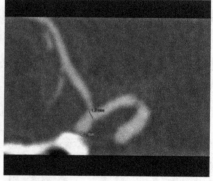

图3-6　左侧大脑A1段动脉瘤

左图：MIP图像显示动脉瘤的位置；右图：CPR图像显示动脉瘤的细节，如动脉瘤的大小，瘤颈的宽度等

其他导致蛛网膜下腔出血的原因有如下几点。

（1）脑血管畸形：主要是动静脉畸形，多位于大脑半球大脑中动脉分布区，在青少年中多见，约占2%。

（2）脑底异常血管网病（moyamoya病）。

（3）夹层动脉瘤、血管炎、颅内静脉系统血栓形成、结缔组织病、血液病、颅内肿瘤、凝血障碍性疾病、抗凝治疗并发症等。

（4）部分蛛网膜下腔出血患者出血原因不明，如原发性中脑周围出血。

小贴士

> 蛛网膜下腔原因众多，颅内动脉瘤破裂较外伤更为常见，需CTA及DSA检查以进一步确诊。

8. 脑挫裂伤CT表现有哪些?

脑挫裂伤是脑挫伤和脑裂伤的统称，单纯脑实质损伤而软脑膜仍保持完整者称为脑挫伤，如脑实质破损伴软脑膜撕裂成为脑裂伤。因脑挫伤和脑裂伤往往同时并存，故合称脑挫裂伤。

脑挫裂伤常发生于暴力打击的部位和对冲部位，尤其是后者，以枕顶部受力时产生对侧或双侧额底、额极、颞底和颞极的广泛性损伤最为常见。

CT检查为脑挫裂伤的首选检查方法，可显示挫裂伤的部位、程度和有无继发性出血和水肿等表现，可根据CT表现显示的脑室和脑池大小和形态间接评估颅内压的高低，必要时需反复多次CT检查，以动态观察脑水肿的变化并可及时发现迟发性颅内血肿。

脑挫裂伤的CT表现为低密度脑水肿中出现多发散在的斑点状高密度出血灶，脑室受压移位（图3-7），常伴随蛛网膜下腔出血。发生弥漫性脑损伤时常表现

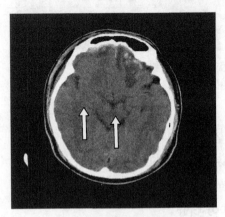

图3-7　两侧额叶挫裂伤

患者，男，48岁；两侧额叶见多发斑点状及斑片状高密度影，病灶周围见不规则低密度影

为脑水肿和脑肿胀,CT表现为普遍性密度减低。

9. 弥漫性轴索损伤CT表现有什么?

弥漫性轴索损伤是一种严重的颅脑外伤。通常是因外伤使颅脑产生旋转加速度和/或角加速度,使脑组织内部易发生剪力作用,导致神经轴索和小血管损伤。常表现为直接暴力作用于一侧顶部、枕部、额部,间接暴力作用于颌面部,间接暴力产生头部挥鞭样动作,产生多方向的头部旋转,引起弥漫性轴索损伤(DAI),病死率极高。

弥漫性轴索损伤是以弥漫分布于脑白质并以轴索损伤为主要病变的一种原发性脑实质的损伤。常表现为弥漫性脑肿胀和散在小挫裂伤灶(图3-8),常位于中央或周边的灰白质交界处、脑白质、基底节区、胼胝体和大脑脚处。挫裂伤灶也可很少甚至没有,仅表现为弥漫性脑肿胀,有时用CT检查诊断比较困难。且对于微小病灶和轻型弥漫性轴索损伤,CT检查的假阴性仍有存在。

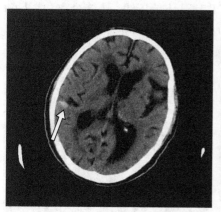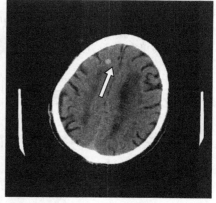

图3-8 弥漫性轴索损伤

患者,男,60岁;右侧颞叶皮髓质交界区及右侧半卵圆中心见类圆形及条形稍高密度影,边界尚可;相邻脑室未见明显受压,中线未见明显移位

小贴士

　　弥漫性轴索损伤往往CT表现改变不明显,但患者病情严重,因此当报告提示弥漫性轴索损伤时应高度警惕。弥漫性轴索损伤微小病灶和轻型弥漫性轴索损伤,仅CT检查易漏诊,应结合MRI检查。

10. 颅骨骨折CT表现是什么?

　　颅骨骨折是指颅脑受暴力作用所致颅骨结构改变,如颅骨外伤时颅骨内板及外板损伤,其受力时损伤过程见图3-9。颅骨骨折与脑损伤没有必然的联系,颅骨骨折者,不一定合并严重的脑损伤;没有颅骨骨折的伤者,也可能存在严重的脑损伤。

　　颅骨骨折按部位可分为颅盖骨折与颅底骨折;按形态分可分为线型骨折与凹陷性骨折;按骨折与外界是否相通可分为开放性骨折与闭合性骨折。

　　颅骨骨折(图3-10)的直接CT表现是骨折线、骨缝分离(成人颅缝1.5 mm以上,儿童颅缝2 mm以上),颅骨凹陷性骨折还需测量骨折碎片的深度(图3-11)。

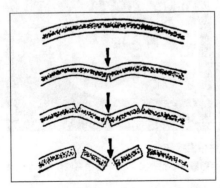

图3-9　颅骨外伤时颅骨内板及外板的损伤过程

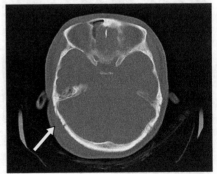

图3-10　颅骨骨折
右侧枕骨骨折(箭头)

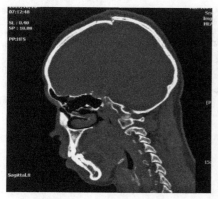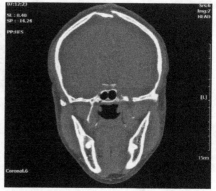

图3-11 颅骨凹陷性骨折

第二节 脑梗死

·**典型病例**·

患者，倪某，男，64岁。1天前突发晕厥伴右侧肢体乏力，言语不能，意识模糊。肌张力正常，肌力检查不合作。膝反射及跟腱反射存在。右侧Kering征（+）。急诊开具头颅CT检查申请单。

·**图像资料**·

见图3-12、图3-13。

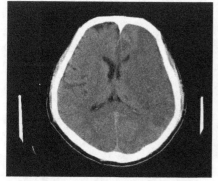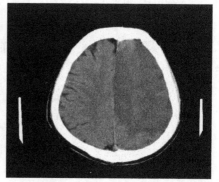

图3-12 急性脑梗死之侧脑室层面　　图3-13 急性脑梗死脑室上层面

·诊断报告·

1. 放射学表现　　左侧额顶叶及左侧胼胝体膝部见片状稍低密度影，境界不清，脑组织肿胀，脑沟变浅，相邻脑室受压。两侧基底节区及丘脑见点状低密度影，边缘较清，无占位效应，余脑室、脑沟、脑池均增宽，中线结构稍向左移位，约0.2 cm。

2. 放射学诊断

（1）考虑左侧额顶叶及左侧胼胝体膝部梗死，建议头颅MRI及MRA检查并随访。

（2）两侧基底节及丘脑腔隙灶。

（3）老年脑改变。

·报告解读·

（1）"片状稍低密度影"：指的是脑梗死。

（2）"境界不清"：指的是新鲜梗死。

（3）"左侧额顶叶及左侧胼胝体膝部"：指的是梗死的部位。

（4）"脑组织肿胀，脑沟变浅，相邻脑室受压，中线结构移位"：指的是梗死的继发征象，这些继发征象会导致患者一系列症状，如神志不清，恶心，呕吐；一般患者发生梗死时，会建议其做头颅MRI及头颅MRA检查。

（5）"两侧基底节区及丘脑见点状低密度影"：指的是腔隙灶，CT检查不能辨别腔隙灶的新鲜与否。

（6）"脑室、脑沟、脑池均增宽"是退行性脑改变，在老年人中较常见。

·病例分析·

这是一个典型的脑梗死病例，在阅读CT报告时需要注意以下这些问题。

（1）首先需要观察有无梗死，一般在放射学诊断中出现"梗死"的字眼即可认为是有梗死的表现。

（2）梗死的种类：一般在放射学诊断中描述，可能出现的是"梗死""出血性脑梗死""腔隙性脑梗死"及"腔隙灶"字眼。一般急性梗死在在放射学描述中描写为"稍低密度""边界不清"等字眼；非急性梗死或软化灶在放射学描述中描写为"低密度""边界清""相邻脑室被牵拉扩张"等字眼，非急性梗死在放射学诊断中会出现"陈旧性梗死""梗死后""软化灶"等字眼。

（3）梗死的范围：一般在放射学表现及诊断中描述，可能出现的字眼为"某叶"或具体某个位置如"胼胝体膝部"。

（4）梗死的继发征象：一般在放射学表现中描述，可能出现的字眼有"脑组织肿胀""脑实质受压""脑室受压""脑池消失""脑沟变浅"及"中线移位"。

（5）可能提示的进一步检查方法：头颅CTA检查、头颅MR检查。

· 知识问答 ·

1. 脑血管是怎么构成的？

脑血管分为动脉系统和静脉系统，动脉系统按来源和分布又可分为颈内动脉系统和椎-基底动脉系统两部分。颈内动脉分出大脑前动脉和大脑中动脉，供应大脑半球前3/5部分的血液。两侧椎动脉在脑桥尾端汇合成基底动脉，各自发出包括大脑后动脉在内的很多分支，供应脑干、小脑和大脑半球后2/5部分的血液。两侧颈内动脉系统和基底动脉在大脑底部有交通动脉互联，形成一套完整的动脉网络（图3-14）。

从宏观来看，脑血管虽然构成网络，但各动脉系统的周边网络平时不一定完全开放。如果某一动脉发生急性闭塞，其他动脉来不及进行侧支循环的代偿，就会造成闭塞动脉分布区的缺血。另外，脑深部的动脉分支均较细小，这些被称为深穿支的动脉多为终末动脉，更少侧支循环，所以这些区域的缺血性脑损害更为多见。

从微观上来说，脑动脉的管壁较相同口径的其他器官的动脉要

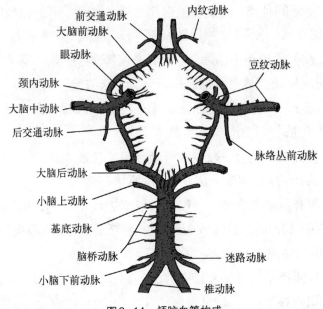

图3-14　颅脑血管构成

薄。动脉壁通常可分为3层，内层为单层扁平上皮，中层为血管平滑肌，外层为疏松结缔。而脑小动脉几乎没有肌纤维，外层的弹力纤维也较少。所以脑动脉，尤其是脑小动脉相对比较薄弱。当它们发生病理改变时，不仅管壁失去弹性，而且更加脆弱，这往往是缺血性中风和出血性中风的发病机制。

2. 什么是脑梗死？根据CT表现，脑梗死如何分类？

脑梗死，又称缺血性脑卒中，是指因脑部血液供应障碍，缺血、缺氧所导致的局限性脑组织的缺血性坏死或软化。脑梗死病因主要有下列几种。

（1）脑动脉粥样硬化及小动脉硬化引起的血栓形成。常见于脑动脉瘤或脑血管畸形、感染或非感染性动脉炎及脑血管痉挛等患者中。

（2）血栓、气体和脂肪栓子经血循环进入脑血管，引起急性脑血管闭塞。

（3）低血压或凝血状态。

根据CT表现，可将脑梗死分为缺血性脑梗死、出血性脑梗死及腔隙性脑梗死。

3. 缺血性脑梗死的CT表现是什么？

脑梗死CT表现和病灶发生的时间密切相关（表3-1），一般在病灶发生24小时后，CT平扫检查可发现病灶，表现为片状或楔形符合大脑血管分布区的低密度影，累及髓质和皮质，形态不规则，边缘不清（图3-15）。部分患者在低密度区内散在较高密度的斑点状影，代表梗死区内脑质的相对无损害区。一般病灶于1~2周后CT平扫检查显示边缘清楚，2~3周后病灶呈等密度，4~6周后病灶则呈边缘清楚，近于脑脊液密度的囊腔。脑梗死3~42天时，CT增强扫描检查显示在低密度区中可出现脑回状，斑状或环状增强，多在皮质，也见于髓质。

表3-1　不同梗死时间的脑梗死的病理改变与CT表现对照

梗死时间	病理改变	CT表现
0~6小时	细胞内水肿	正常，偶见灰白质界限不清
6~24小时	水肿、脑细胞坏死，血脑屏障破坏	稍低密度影，边缘模糊，占位效应较轻，增强未见明显强化
1~7天	血脑屏障破坏严重，吞噬细胞增多，脱髓鞘	脑梗死典型表现：低密度影，边缘模糊，占位效应明显，增强后呈"脑回"样强化
2~3周	中心坏死，血管增生血脑屏障渗透性增大，水肿消退	低密度、等密度影，边缘逐渐清晰，占位效应减弱
3周后	水肿消退，脑软化	呈脑软化灶：囊性低密度影，边缘清楚，呈负压性改变

脑梗死的CT表现占位效应明显，表现为邻近脑组织、脑室受压，中线结构向健侧移位（图3-16）。梗死区因并发脑水肿而出现占位表现，在发病当天即可出现，其程度因梗死区大小而不同，病后1~2周占位表现最为显著，以后逐渐消退。少数病例占位表现可达1个月以上。

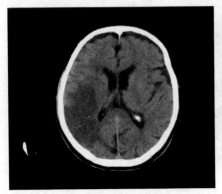 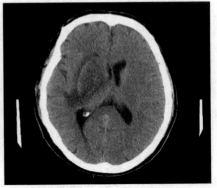

图3-15　右侧颞顶叶梗死
呈片状低密度影，边缘模糊，梗死累及皮髓质

图3-16　右侧基底节梗死
相邻侧脑室受压，中线向健侧移位

　　脑梗死1～2个月后，坏死组织被吞噬，移除，而仅遗留一囊腔，表现为边界清楚的低密度区。由于脑质大量丢失和斑痕组织形成而出现脑萎缩与斑痕性改变。根据梗死大小，邻近的脑室和/或脑池、脑沟发生局限性或普遍性扩大，中线结构可向患侧移位。

　　4. CT检查什么时候不能发现脑梗死？

　　（1）缺血性脑梗死发生6小时内，此时CT检查不能显示明确的低密度灶，相当数量病例于最初24小时内查不出密度变化，而MRI检查可很好的显示。MRI-DWI检查则可发现超急性期（6小时内）的脑梗死，因此当缺血性脑梗死CT检查阴性且症状明显时，应做MRI检查。如果没有条件做MRI检查，可以在24～48小时CT复查。

　　（2）脑梗死发生2～3周后，脑梗死区因脑水肿消失和吞噬细胞的浸润，密度相对增高而成为等密度，称之为"模糊效应"。"模糊效应"期CT表现虽然不能发现脑梗死灶，但继续随访发现脑梗死灶密度进一步降低，而不久后趋于陈旧的脑梗死灶发现。

　　图3-17、图3-18示：患者，女，82岁，头颅CT平扫检查右侧半卵圆中心未见明显异常，头颅MRI-DWI图像示右侧半卵圆中心弥散受限灶，提示急性梗死。

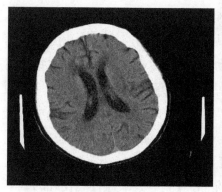 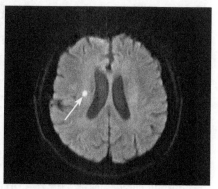

图3-17　急性脑梗死（CT上未显示）　　图3-18　急性脑梗死 MRI-DWI
　　　　　　　　　　　　　　　　　　　　　　　箭头所指为弥散受限灶

　　图3-19、图3-20示：患者，男，63岁，左侧丘脑梗死。图3-19为左侧丘脑梗死3周后，梗死呈"等密度"，CT检查不能发现梗死灶；图3-20为左侧丘脑梗死2月后，左侧丘脑见小片低密度影，边界清晰。

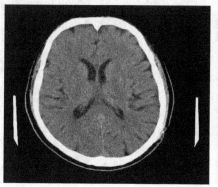 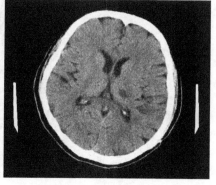

图3-19　急性脑梗死　　　　　　　图3-20　亚急性脑梗死

小贴士

　　① 急性梗死CT平扫检查未发现病灶，临床症状明显，应立即做MRI检查；② 当梗死发生2～3周时，症状好转后，头颅CT阴性，仍需进行随访。

5. 头颅CT血管造影检查在脑梗死中的作用？

头颅CT血管造影检查，是指从被检查者的静脉中快速注入对比剂，通过人体血液循环，在血管（动脉及静脉）中对比剂浓度达到最高峰值的时间内进行扫描，经工作站的后处理重建出血管影像。头颅CT血管造影可同时显示脑血管腔内、腔外和血管管壁病变，既可实现大范围血管成像又可实现小血管小分支的精细显像。

一般头颅CT血管造影检查可显示颅脑动脉4～5级的分支，因此能准确的判断缺血性脑梗死的情况，寻找到导致缺血性脑梗死的肇事血管，为临床溶栓提供依据。头颅CT血管造影检查还能很好显示侧支循环的情况，判断病灶的预后。

图3-21、图3-22示：头颅CT血管造影检查显示左侧大脑中动脉重度狭窄，远端血管稀疏，周围未见明显侧支循环形成。

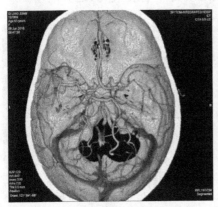
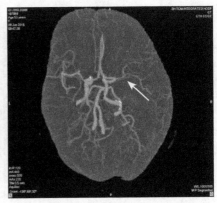

图3-21 头颅CTA-VR图像   图3-22 头颅CTA-MIP图像
箭头所指为重度狭窄

6. 什么是出血性脑梗死？出血性脑梗死CT表现有哪些？

CT表现所指的出血性脑梗死指的是脑缺血性梗死后的出血转化，发生率30%～40%，多见于心源性脑栓塞、大面积脑梗死及抗凝治疗后，其发生率与梗死面积成正比，梗死面积越大，发生概率越高。

其发生机制复杂,可能与缺血后血管壁损伤,再灌注压增高、梗死周围侧支循环开放、继发性凝血障碍等有关。

CT表现为在低密度梗死的背景上有散在、不均匀的高密度出血区(图3-23),其密度不如血肿高,亦不如血肿均匀一致。出血量大时,在低密度区中有高密度的血肿影。

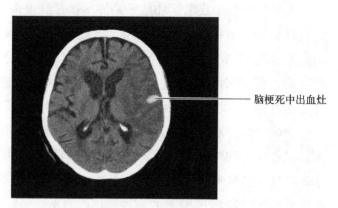

————脑梗死中出血灶

图3-23 左侧颞顶叶出血性梗死

根据CT表现,出血性脑梗死可分为3型。

(1)中心型:在低密度梗死灶中心可见片状高密度出血灶。

(2)边缘型:高密度出血灶位于梗死边缘。

(3)混合型:中心和边缘均有斑片状出血。

根据CT表现出现的时间,出血性脑梗死可分为2型。

(1)早发型:脑梗死3天内,出血量大者预后差。

(2)晚发:脑梗死8天后,此型一般出血量小,预后好。

7. 什么是腔隙性脑梗死?

腔隙性脑梗死是指一种很小的梗死灶,直径一般不超过1.5 cm。这种梗死多发生在大脑深部的基底节区以及脑干等部位。在这些部位的动脉多是一些深穿支的细小动脉,它们是脑动脉的末梢支,又称终末支。因深穿支动脉供血范围有限,所以单一支的阻塞只引起很小范围脑组织的缺血坏死,即形成所谓的腔隙。

腔隙性脑梗死最常见的原因是高血压动脉硬化,除了少数是因微栓塞引起的以外,多数是因长期高血压的影响所造成的脑内小动脉血管壁的变性,使得管腔变窄,在某种血流动力学因素或血液成分变化的诱因下而发生小动脉的闭塞。

大脑深部的基底节区和脑干是许多神经纤维束走行的重要通路,是实现大脑与躯体神经联系的桥梁。如果腔隙性脑梗死发生在这些通路上,就会造成某些神经传导的阻断,导致运动、感觉或语言等方面的障碍。因腔隙很小,有时仅单纯影响运动纤维或感觉纤维,而出现纯运动性偏瘫,或者仅出现没有偏瘫的半身感觉障碍。

由此看来,腔隙性梗死虽小,其所造成的神经功能缺损却可以很严重。虽然单一的腔隙很少造成昏迷那样严重后果,但由于弥漫性的脑小动脉变性已形成,可以继续出现新的梗死灶,形成多发性腔隙。在多次中风发作的背景下,这种腔隙性脑损害的累积和叠加,势必造成更为广泛的脑功能障碍,甚至会导致痴呆,这是血管性痴呆最常见的原因。

8. 腔隙性梗死的CT表现是什么?

腔隙性梗死在CT上表现为直径小于1.0 cm的边缘清楚的低密度灶(图3-24)。好发于基底节、内囊、丘脑及脑桥。

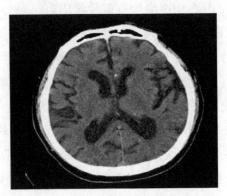

图3-24 两侧基底节区腔隙灶

小贴士

　　腔隙性梗死在CT报告提示为"腔隙性脑梗死"或"腔隙灶"。CT检查能明确发现这些点状低密度影，但不能明确这些病灶是何时形成的，是什么原因形成的，更不能确定是否需要治疗。因此需要结合临床综合判断。

第三节　脑肿瘤

· **典型病例** ·

　　患者，施某，男，76岁。两个月前无诱因下出现口齿含糊伴右侧肢体乏力，当时患者神志清楚，无头晕感，无恶心、呕吐，无肢体活动障碍及感觉异常。查体：GSC14分，神清，双侧瞳孔等大等圆，对光反射存在，颈软无抵抗，四肢活动感觉可，右侧肢体肌力Ⅴ级，左侧肢体肌力正常，生理反射存在，病理反射未引出。临床开具头颅CT平扫+增强检查申请单。

· **图像资料** ·

　　见图3-25～图3-28。

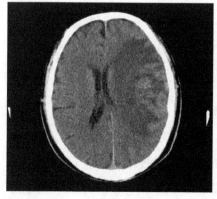
图3-25　头颅CT平扫检查图像

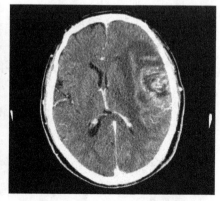
图3-26　头颅CT增强检查图像

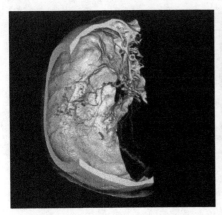

图3-27　头颅CT-VR图像

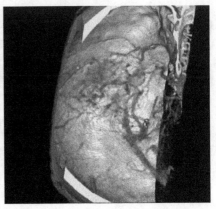

图3-28　头颅CT-VR放大图

·诊断报告·

1. 放射学表现　平扫左侧顶叶见大片低密度影,内见不规则软组织密度影,左侧侧脑室及中线右移,约0.9 cm。增强后病灶见明显不均匀强化,强化范围大约为5.1 cm×3.9 cm。周围水肿带未见明显强化,相邻脑膜增厚强化,邻近骨质未见明显吸收、破坏。头颅CT检查显示:血管重建动脉期,见多发异常扭曲肿瘤血管;实质期,见肿瘤染色。

2. 放射学诊断　左侧顶叶占位,考虑为胶质瘤(Ⅲ～Ⅳ级),建议做头颅MRI平扫及增强检查。

·报告解读·

(1)"片状稍低密度影,内见不规则软组织密度影":指的是脑肿瘤。

(2)"左侧顶叶":指的是梗死的部位。

(3)"左侧侧脑室及中线右移":指的是梗死的继发征象。

(4)"病灶见明显不均匀强化":指的是脑肿瘤强化方式。一般发生梗死患者会被建议做头颅MRI增强检查。

(5)"血管重建动脉期,见多发异常扭曲肿瘤血管;实质期,见肿瘤染色"：指的是头颅CTA重建，可以见到类似DSA效果。

（6）放射学诊断：根据肿瘤的各种特征，考虑肿瘤的类型，并根据世界卫生组织（WHO）分型，评价肿瘤的良恶性。

　·病例分析·

这是一个典型的脑肿瘤病例，在阅读CT报告时，需要注意以下问题。

（1）首先需要观察有无肿瘤，一般在放射学诊断中出现"某瘤"等字眼，即可认为是有脑肿瘤的表现。

（2）肿瘤的位置：颅内肿瘤的位置与肿瘤的病理诊断密切相关。特定的肿瘤生长于特定位置。如颅内脑外肿瘤以脑膜瘤最常见；颅内脑内肿瘤以胶质瘤最为常见。一般在放射学表现中表述为"某叶"为脑内肿瘤，"某部"为脑外肿瘤。

（3）肿瘤的个数及大小：一般在放射学表现中描述，肿瘤为单发或多发；具体肿瘤的大小，以瘤长（cm）×瘤宽（cm）表示。

（4）肿瘤的内部特征：一般在放射学表现中描述。

平扫描述内容包括肿瘤的密度，可能会出现的描述词语有"低密度""等密度""稍高密度""高密度"及"混杂密度"，以CT值表示；肿瘤内是否有钙化，通常情况下并描述钙化的数量及形态；肿瘤的边缘，可能会出现的描述词语有"边界清晰"或"边缘模糊"。

增强后主要描述肿瘤的强化方式，可能会出现的描述词语有"完整或不完整的环形强化""花环样强化""结节样强化""均匀明显强化""不均匀性强化""轻度强化""未见明显强化"。

（5）肿瘤的继发征象：一般在放射学表现中描述。包括瘤周水肿，可能出现的描述词语有"不规则低密度影""指样水肿"等；占位征象，可能出现的描述词语有"脑室受压""脑池消失"及"中线移位"等；骨改变，可能出现描述词语有"骨质增生""骨质吸收"及"骨质破坏"。

（6）肿瘤的性质：一般在放射学诊断中描述，会提及肿瘤的名称及世界卫生组织（WHO）分级。

（7）可能提示的进一步检查方法：头颅CTA、头颅MRI平扫及增强、胸部平扫等检查。

· 知识问答 ·

1. 颅内常见脑肿瘤类型是什么？

颅内肿瘤又称"脑瘤"，是神经外科最常见的疾病。多数是起源于颅内各组织的原发性颅内肿瘤。继发性颅内肿瘤则来源于身体其他部位的恶性肿瘤转移或邻近组织肿瘤的侵入。颅内肿瘤发病男性稍多于女性，任何年龄都可发病，但20～50岁最多。本书依据颅内肿瘤的发病率，仅介绍胶质瘤、脑膜瘤及转移瘤。

2. 什么是胶质瘤？

胶质瘤或胶质细胞瘤是颅内起源于神经间质细胞成分肿瘤的总称，是最常见的颅内肿瘤，占全部颅内肿瘤的40%～45%。胶质瘤包括星形细胞瘤、少枝胶质细胞瘤、室管膜瘤、多形胶质细胞瘤等。多以弥漫浸润型及膨胀浸润型生长为主。

传统的柯氏分类法将星形细胞瘤分为Ⅰ～Ⅳ级：Ⅰ级呈良性；Ⅲ、Ⅳ级呈恶性；Ⅱ级是一种良恶交界性肿瘤。另一种为三类法，即"良性"或低度恶性星形细胞瘤、间变性星形细胞瘤、多形性胶质母细胞瘤。其中Ⅰ、Ⅱ级相当于"良性"或低度恶性星形细胞瘤，Ⅲ级相当于间变性星形细胞瘤，Ⅳ级为胶质母细胞瘤。

目前文献常依其恶性程度将胶质瘤分为低分级胶质瘤（LGG）和高分级胶质瘤（HGG）。依据世界卫生组织（WHO）2000年的分类法，低分级胶质瘤包括一般病理学分类的Ⅰ～Ⅱ级星形细胞瘤、毛细胞型星形细胞瘤、多形性黄色星形细胞瘤、神经节胶质瘤、少支胶质瘤及混合性少枝星形细胞瘤等；高分级胶质瘤亦称恶性胶质瘤，包括一般病理学分类的Ⅲ～Ⅳ级星形细胞瘤、胶质母细胞瘤、恶性间变性星形细胞瘤等。

小贴士

　　胶质瘤是颅内一类肿瘤的总称，包括多种肿瘤。病理性分型Ⅲ～Ⅳ级星形细胞瘤、胶质母细胞瘤、恶性间变性星形细胞瘤属于高分级胶质瘤，又称恶性胶质瘤。

3. 胶质瘤的CT表现是什么？

　　胶质瘤的CT表现依据胶质瘤分型及肿瘤类型的不同而不同。

　　（1）幕上Ⅰ、Ⅱ级星形细胞瘤：大部分表现为脑内低密度病灶，CT值多约为20 HU，少数为混合密度灶，部分患者瘤内可见钙化。肿瘤边界不清晰，瘤周水肿少见且较轻。CT增强扫描检查显示常无明显强化，少数表现为肿瘤或囊壁和囊内间隔的略微强化，有的有壁结节甚至花环状强化。

　　（2）幕上Ⅲ、Ⅳ级星形细胞瘤：病灶密度不均匀，以低密度或等密度为主的混合密度最多。肿瘤内的高密度常为出血。低密度为肿瘤的坏死或囊变区。肿瘤多有脑水肿。CT增强扫描检查显示几乎所有的肿瘤均有强化，可呈不规则的环状或者花环状强化，在环壁上还可见强化不一的瘤结节。若沿胼胝向对侧生长则呈蝶状强化，占位征象明显。

　　（3）小脑星形细胞瘤：① 囊性者，平扫为均匀水样低密度，边界清晰，囊壁可有钙化，增强扫描囊壁结节不规则强化，壁结节较大，在1厘米以上；② 实性者，CT平扫检查为以低密度为主的混合密度，多数有坏死囊变区，肿瘤实性部分变化可有明显强化，多有水肿，第四脑室受压移位、闭塞，上位脑室扩大，脑干受压前移，桥脑小脑角池闭塞。

　　（4）少枝胶质瘤：少枝胶质瘤CT平扫检查多表现为混合密度影，可见囊变、出血和钙化（多为弯曲条带状或斑块状），CT增强扫描检查显示实质部分呈轻至中度不规则增强，边缘尚清楚。

（5）室管膜瘤：室管膜瘤多位于脑室、导水管，四脑室多见，CT平扫多呈菜花状的混杂密度区，偶伴钙化，位于四脑室时瘤周可见残存的脑脊液影，CT增强扫描后多呈不均匀中度强化。

（6）脉络丛乳头状瘤：脉络丛乳头状瘤CT平扫呈等或轻度高密度结节影，悬浮于脑脊液中，脑室扩大明显，增强后明显均匀强化，如有钙化，钙化结节一般较大。

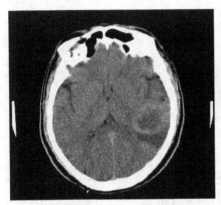 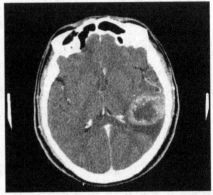

图3-29　左侧颞叶胶质瘤头颅CT平扫检查图　　图3-30　左侧颞叶胶质瘤头颅CT增强扫描检查图

4. 什么是脑膜瘤？

脑膜瘤为最常见的颅内脑外肿瘤，其发生率仅次于神经上皮肿瘤。多来自蛛网膜颗粒帽细胞，与硬脑膜相连。

肿瘤可发生于颅内任何部位，大多数居脑外，偶可发生于脑室内，罕见于颅外，如眶内、鼻窦内或颅骨内等部位。其好发部位与蛛网膜颗粒的分布一致，典型的部位按发生的频率依次是：矢状窦旁、大脑镰、脑凸面、嗅沟、鞍结节、蝶骨嵴、三叉神经半月节、小脑幕、小脑桥脑角、斜坡和颅颈连接处等。多为单发，偶多发，还可与听神经瘤或神经纤维瘤并发。

肿瘤有包膜，多为结节状或颗粒状，质坚韧，可有钙化或骨化，少有囊变（占1.2%～2.2%）、坏死和出血。肿瘤生长缓慢，血供丰富，供血动脉多,这主要与来自脑膜中动脉或颈内动脉的脑膜支有关。肿瘤长大,可嵌入脑内,脑皮质受压,除恶变者外,一般不浸润至脑实质内,极少数可恶变成脑膜肉瘤。脑膜瘤因多紧邻颅骨,易引起颅骨增厚、破坏或变薄,甚至穿破颅骨向外生长,使头部局部隆起。

5. 脑膜瘤的CT表现是什么?

(1)典型表现:

1)肿瘤由宽基靠近颅骨或者硬脑膜,极少数肿瘤亦可位于脑室内。

2)可有颅骨的增厚、破坏或变薄等脑外肿瘤的征象。

3)平扫大部分为略高密度,少数为等密度,低密度和混杂密度很少。多数肿瘤密度均匀。

4)边界清楚。

5)大部分肿瘤没有瘤周围水肿。

6)瘤内钙化占10%～20%,出血坏死和囊变少见。

7)CT增强扫描检查显示常为均匀一致的强化,动脉早期即强化明显,至实质期强化程度不减弱,20%患者可见"脑膜尾征"。

图3-31～图3-33示:左顶部脑膜瘤,CT平扫呈边界清楚的稍高密度结节,CT增强扫描后明显强化。

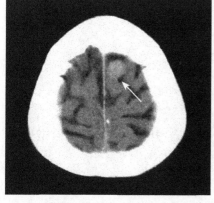 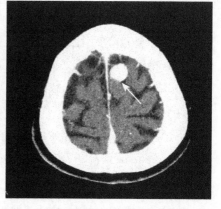

图3-31　脑膜瘤头颅CT平扫检查图　　　图3-32　脑膜瘤头颅CT增强扫描检查图

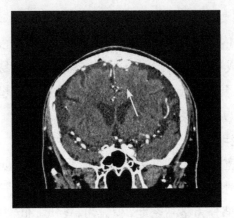

图3-33 脑膜瘤头颅CT增强扫描检查图
（冠状位重建）
冠状位显示与脑膜的关系

（2）非典型表现：

1）囊性脑膜瘤，整个病灶呈囊性改变。

2）肿瘤内密度不均匀，形态不一。

3）环形强化。

4）壁结节。

5）全瘤密度低，并有不均匀强化。

6）瘤内出血。

7）肿瘤完全钙化、骨化。

8）瘤周低密度区。

9）酷似脑内肿瘤的脑膜瘤。

10）多发性脑膜瘤。

11）蝶骨嵴脑膜瘤可以完全骨性生长，引起蝶骨显著骨质增生。

6. CT检查是依靠什么诊断脑膜瘤的？

（1）CT平扫检查时，肿瘤大多为均匀略高密度，少部分为等密度。

（2）CT增强扫描检查时，肿瘤有均匀一致的显著强化，边界清楚。

（3）具有典型脑外肿瘤的特征。

7. 脑瘤需要和什么肿瘤鉴别?

（1）脑凸面和大脑镰脑膜瘤：转移瘤、恶性淋巴瘤、间质性星形细胞瘤。

（2）鞍上区和颅前窝脑膜瘤：垂体腺瘤、星形细胞瘤、颈动脉瘤、脊索瘤、软骨瘤、转移瘤、恶性淋巴瘤。

（3）颅中窝脑膜瘤：三叉神经鞘瘤、神经节细胞瘤、星形细胞瘤、颈内动脉动脉瘤、软骨瘤。

（4）颅后窝脑膜瘤：听神经瘤、转移瘤、血管网状细胞瘤（实性）、恶性淋巴瘤、动脉瘤、颈静脉球瘤、脊索瘤。

（5）脑室内脑膜瘤：脉络丛乳头瘤、胶样囊肿。

8. 什么是脑转移瘤?

脑转移瘤最常见的是颅内继发性肿瘤，可发生于任何年龄，发病高峰年龄40～60岁，约占80%，男性稍多于女性，男女比例为1.1∶1。肿瘤发生脑转移的频率由高到低依次为肺癌、乳腺癌、胃癌、结肠癌、肾癌、甲状腺癌等。转移部位以幕上多见，占80%，而幕下占20%。70%～80%为多发，多位于皮髓质交界区。

在病理上，肿瘤与正常脑组织分界清楚，肿瘤中心常发生坏死、囊变和出血，少数可见肿瘤内钙化。肿瘤周围水肿明显，水肿程度与肿瘤类型有关。肿瘤血供多数较丰富，肿瘤内的血管结构与原发肿瘤类似。转移途径以血行最多见，亦可直接侵犯或经脑脊液循环种植转移。

9. 脑转移瘤的CT表现是什么?

（1）CT平扫检查表现为肿瘤密度不等，如高、等、低以及混杂密度等。60%～70%的病例为多发性，肿瘤小者为实性结节，大者中间多有坏死，呈不规则环状。

（2）87%的病例有脑水肿，Ⅱ～Ⅲ度水肿占57%，且多表现为"小结节，大水肿"，此为转移瘤的特征（图3-34、图3-35）。

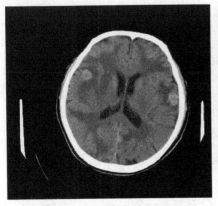 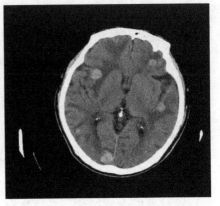

图3-34　颅内多发转移（侧脑室层面）　　图3-35　颅内多发转移（三脑室层面）

（3）CT增强扫描检查，94.4%的病例有增强，但坏死、出血区不增强。

（4）癌性脑膜炎，CT平扫检查难以诊断仅见脑池、脑沟增宽，也有脑室扩大。增强后可见脑膜或室管膜增强，小脑幕也有呈不规则增强。常并有脑实质内转移瘤，MRI检查较CT检查明显。

10. 不同肿瘤脑转移有什么不同？

肺癌脑转移瘤多为环形增强，乳腺癌多为结节状增强，肾上腺癌为实性病灶中间有小坏死灶，黑色素瘤也是实性病灶，1/3有出血。绒毛膜癌脑出血也常见。

男性脑转移瘤多来自肺癌（63%），女性多来自乳腺癌（51%）。结节性转移64%来自乳腺癌。大的肿瘤中间无坏死，提示恶性程度低。反之亦然。

11. 如何使用CT检查诊断脑转移癌？

（1）有原发病史。

（2）CT表现的特点：多发性病灶，病灶位于皮髓质交界区，小结节大水肿。

（3）多发转移瘤需与多发结核球、多中心性脑胶质瘤鉴别；单发大的转移瘤多无特征,难与囊性星形细胞瘤和有囊变的淋巴瘤区别。

12. 颅内肿瘤手术后还需要CT复查吗?

颅内肿瘤术后是需要CT复查的,CT复查选择的时间包括术后1天、术后1周及以后定期随访。

(1)术后1天的CT复查一般采用CT平扫检查,主要观察是否存在手术的并发症,包括脑梗死、脑肿胀、张力性气颅及颅内出血等。

(2)术后1周的CT复查可采用CT平扫及增强扫描检查,主要观察手术部位是否残留肿瘤组织,CT表现为异常强化区。

(3)术后的定期随访也应采用CT平扫及增强扫描检查,一般观察术后有无复发及转移。

胸部 CT 检查

第一节　肺部低剂量 CT 检查

· **典型病例** ·

患者,姜某,女,64 岁。单位组织健康体检而进行肺部低剂量CT检查。

· **图像资料** ·

见图 3-36、图 3-37。

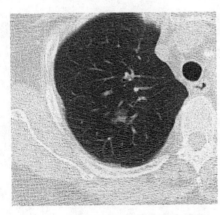
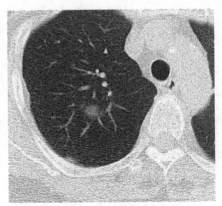

图3-36　右肺上叶小片密度增高模糊影　　　　图3-37　下一层面见病灶呈球形

·诊断报告·

1. 放射学表现　两肺纹理清晰,右肺上叶见直径约1.0 cm磨玻璃结节影,余肺未见明显渗出或占位性病变。两肺门未见明显增大。气管支气管通畅,血管及脂肪间隙清晰,纵隔未见明显肿大淋巴结。两侧胸腔未见明显积液。

2. 放射学诊断　右肺上叶磨玻璃结节,建议随访或进一步检查。

·报告解读·

(1)"直径约1.0 cm磨玻璃结节影":提示该磨玻璃结节较大,直径约为1.0 cm,需要临床高度重视。

(2)"余肺未见明显渗出或占位性病变,纵隔未见明显肿大淋巴结":为重要的阴性征象,提示病变较为局限、或者病变发现时间较早。

·知识问答·

1. 什么是低剂量肺部CT检查?

低剂量肺部CT检查就是在检查时使用较少X线辐射剂量的肺部CT检查。研究发现管电流-时间调整低至20 mAs仍可产生供肺结节的诊断图像。

2. 哪些人适合做低剂量CT检查?

低剂量肺部CT检查特别适合单位组织的健康体检、高危人群普查、肺癌筛查,同时也适合短期多次复查及需要常年随访观察的患者。是一种科学、经济的检查方法。

3. 低剂量CT检查究竟能不能发现病变?

由于进行肺部CT检查时,通过人为降低管电流,导致低剂量肺部CT检查较常规肺部CT检查的图像质量欠缺。但经研究发现适当降低管电流不会对图像质量造成显著的影响。因此进行该项检查能够发现肺部很多疾病,比如肺结节、肺结核、肺部炎症,甚至肺癌等。

第二节　肺结节

·**典型病例**·

患者,李某,男,41岁。因咳嗽就诊,怀疑肺部炎症进行胸部CT平扫检查。

·**图像资料**·

见图3-38。

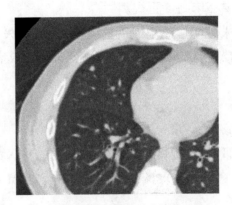

图3-38　右肺中叶小结节

·**诊断报告**·

1. 放射学表现　右肺中叶近胸膜下可见一直径约为0.6厘米的小结节影,密度均匀且较为密实,境界清楚,边缘尚光整。肺部其余部分未见明显异常。

2. 放射学诊断　右肺中叶小结节,建议随访。

·**报告解读**·

(1)"密度均匀且较为密实":提示该结节是实质性结节,有别于磨玻璃结节。

(2)"肺部其余部分未见明显异常":提示该肺部结节为单发结节。

· 知识问答 ·

1. 什么是肺结节？

肺结节指的是小的局灶性、类圆形、影像学表现密度增高的阴影，可单发或多发，不伴肺不张、肺门肿大和胸腔积液。孤立性肺结节无典型症状，常为单个、边界清楚、密度增高、直径 ≤ 3 cm 且周围被含气肺组织包绕的软组织影。

肺肿块指的是局部病灶直径 > 3 cm 者，其为肺癌的可能性相对较大，不属于肺结节。

弥漫性或多发性结节，一般指结节个数 > 10 个，由胸外恶性肿瘤转移或活动性感染导致可能性较大，原发性肺癌的可能性相对很小。但不包括单一主要结节伴有 1 个或多个附带小结节。

结合我国现状，中华医学会呼吸病学分会肺癌学组中国肺癌防治联盟专家组参考了《美国胸科医师学会肺癌指南》（第三版）中"肺癌指南发展的方法学"和中华医学会呼吸病学分会肺癌学组及中国肺癌防治联盟专家组制定的《原发性肺癌早期诊断中国专家共识》以结节直径 > 8 mm 作为干预指标。

2. 肺结节影像学评估方法？

（1）X 线不是肺结节病变的有效检查方法。

（2）胸部 CT 检查可提高肺结节的鉴别诊断率，是显示肺结节的首选方法，尤其强调靶扫描、靶重建。

建议设定 CT 检查参数和扫描范围为：

1）总辐射暴露剂量 ≤ 5 mSv；kVp 为 120，mAs ≤ 60；有迭代重建技术的可使用 100 kV 及 30 mAs 以下作为最低扫描剂量。

2）机架旋转速度 ≤ 0.5；探测器准直径 ≤ 1.5 mm；扫描层厚 1 mm；扫描间距 ≤ 层厚（3D 或 CAD 辅助应用时需有 50% 重叠）。

3）扫描范围：从肺尖到肋膈角（包括全部肺），扫描采样时间 ≤ 10 秒，呼吸时相为深吸气末。

4）CT扫描探测器≥16排，不需要造影剂。

（3）MRI检查目前不推荐。

（4）PET-CT检查对肺结节病变的诊断价值有限。标准摄取值诊断良恶性的特异度较低。但最大标准摄取值对肿瘤预后有一定预测价值，而高摄取的提示预后较差。

3. 怎样区别肺结节的好坏？

由于影像检查技术的进步，目前应用多层螺旋CT能够清晰地显示肺部结节影。但是并不是所有的肺部结节都是"坏的"，主要需要从以下几个方面进行评估。

（1）观察病灶数量及分类：第一步确认病灶单发还是多发，第二步确定病灶大小，第三步确定实性结节或是非实性结节。对于实性结节或非实性结节实性成分＞8mm或＜8mm要单独分类观察和处理。

（2）形态：大多数恶性结节整体形态为圆形、类圆形结节；多角形或扁平平直的边缘常常提示病变良性可能性大；但恶性非实性结节与恶性实性结节相比，出现不规则形态的比例更高。

（3）肿瘤边缘及瘤-肺界面：恶性结节多呈分叶状，或有棘状突起征象；良性结节多数无分叶，边缘可有尖角、纤维条索等。恶性结节多边缘清楚但不整齐，炎性结节多边缘模糊，良性非炎性类结节多边缘清楚整齐甚至光整。恶性病变瘤-肺界面清晰、毛糙甚至有毛刺。

（4）结节内部密度特征：结节密度均匀提示良性；密度较高，密度不均匀提示恶性。

（5）结节内部结构特征：结节内部空泡征、结节征、支气管充气征等征象的出现提示恶性概率大；如果小支气管被包埋且伴局部管壁增厚，或包埋的支气管管腔不规则，也提示恶性。

（6）瘤周结构：胸膜凹陷征及血管集束征的出现提示恶性可能，周围出现纤维条索、胸膜增厚等征象提示良性。

（7）结节与血管的关系：借助MPR及MIP可观察结节与血管的

关系。良性病变多不影响邻近血管,可见血管从病灶边缘绕过或平滑自然地穿过病灶;恶性肿瘤病灶周围的血管向病灶聚集或病灶内肿瘤血管异常增多,恶性病变中的血管边缘常常不规则或呈结节状。

图3-39、图3-40示:两名患者体检发现肺部磨玻璃结节,图3-39为患者的磨玻璃结节,其中可见肺纹理已进入结节内,并且未穿出病灶;而图3-40为患者的肺部结节,结节中心部分为实质性,而结节周围为磨玻璃样改变,此两名患者的肺结节证实为早期肺癌。

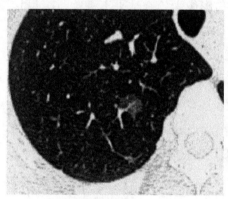 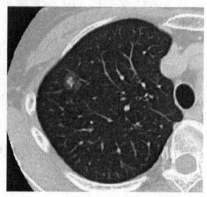

图3-39　右肺磨玻璃结节　　图3-40　右肺上叶混合性磨玻璃结节

4. 检查如果发现肺结节怎么办?

当检查发现肺结节,需要根据结节的性质及结节的大小制定不同治疗及随访策略。

(1)对于直径>8 mm实性结节:

1)单个不明原因结节直径>8 mm,且恶性肿瘤的预测概率>5%者:建议CT增强扫描检查,以便更好地评估结节;对于对高度怀疑恶性肿瘤者可考虑直接做PET-CT检查并同时进行手术前的预分期。

2)单个不明原因结节直径>8 mm者,建议在下列情况下采用定期低剂量CT检查随访:① 当临床恶性肿瘤的概率很低时(<5%);

② 当临床概率低（<30%～40%），且动态CT增强扫描检查显示增强≤15 HU；③ 当穿刺活检未确诊。

定期随访时间点选择为3～6个月、9～12个月以及18～24个月；在定期随访的影像学随访中，有明确倾向的恶性肿瘤增长证据的患者，若无特别禁忌，均需活检和（或）手术切除；当实性结节缩小，但是未完全消失的，建议随访至2年后，改为常规年度检查。

3）单个不明原因结节直径＞8 mm者，建议在伴有下列情况时采取非手术活检：① 临床预测概率与影像学检查结果不一致；② 疑诊为可行特定治疗的良性疾病；

4）单个不明原因结节直径＞8 mm者，建议在下列情况下行手术诊断：① 临床恶性肿瘤概率高（＞65%）；② PET-CT检查显示结节强烈高代谢或另一种功能成像检测为明显阳性时；③ 非手术活检为可疑恶性肿瘤。

（2）对于直径≤8 mm实性结节：临床随访见图3-41，所有结节（依据最大结节直径）随访均采用CT低剂量检查。

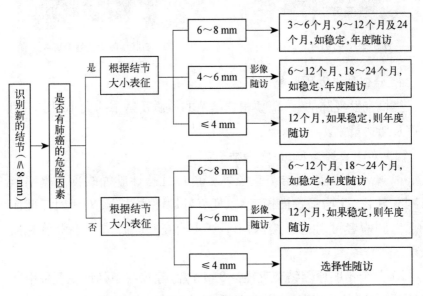

图3-41 ≤8 mm实性结节的随访策略

（3）对于非实性（纯磨玻璃）结节：

1）非实性结节直径≤5 mm者：建议进一步适当评估。

2）非实性结节直径＞5 mm者：建议每年做胸部低剂量CT检查。需注意的是：如果非实性结节直径＞10 mm，建议在3个月随访。

（4）对于部分实性（＞50%磨玻璃）结节：

1）单个部分实性结节直径≤8 mm者：建议在3、12和24个月进行低剂量CT随访，无变化者随后转为常规年度检查。

2）部分实性结节直径＞8 mm者：建议在3个月重复胸部CT检查，若结节持续存在，随后建议使用PET-CT检查、非手术活检和（或）手术切除。

（5）评估1个为主的多发的结节：需要单独评估每个结节，其随访策略较难确定，需要临床、影像综合判定。

5. 什么是肺部磨玻璃结节？

肺部磨玻璃结节是肺内密度增高影（结节影），但不掩盖其内的血管和支气管影。这是有别于肺部实质性结节而言。磨玻璃结节还分为纯磨玻璃结节、混合性磨玻璃结节。

6. 肺结节一定是早期肺癌吗？

肺结节实际上是非常复杂的，根据它的病理性质主要有以下分类。

（1）非肿瘤性病变：局灶性炎症、局灶性水肿、出血等。

（2）肿瘤性病变：不典型腺瘤样增生（AAH）、原位腺癌（AIS）、微浸润腺癌（MIA）以及浸润性腺癌等。

因此，肺部检查发现肺部结节，并不一定是恶性病变，还有可能是良性病变，此时应该根据医生的建议进行相应处理。

7. 如何看肺结节CT报告？

（1）结节数量及尺寸：一般在影像学表现中描述结节的数量、大小；根据"中华医学会呼吸病学分会肺癌学组中国肺癌防治联盟专家组专家共识"，当结节＞8 mm应警惕。

（2）结节类别：一般在影像学表现中描述，可出现"纯玻璃结节""混合磨玻璃结节""磨玻璃结节实性部分""实性结节"等词语。

（3）结节的形态：一般在影像学表现中描述，可出现"圆形""椭圆形""类圆形""边缘平直形""不规则形"等词语。

（4）结节的边缘及瘤－肺界面：一般在影像学表现中描述，可出现"边缘清晰""边缘模糊""分叶""毛刺"等词语；当出现"分叶""毛刺"时应警惕。

（5）结节的密度：一般在影像学表现中描述，可出现"密度均匀""密度不均匀""空泡征""小泡征""支气管充气征"等词语，当出现"空泡征""小泡征""支气管充气征"时应警惕。

（6）瘤周关系：一般在影像表现中描述，通常会描述与胸膜、血管及气管的关系。应警惕出现"包埋支气管壁增厚""包埋的支气管管腔不规则""胸膜凹陷征""血管集束征"等描述词语。

肺结节的良恶性诊断是一个综合判断的过程，需要综合多种征象，一般在放射学诊断中会给予肺结节一个倾向性诊断（良性、炎性、恶性），当不能定性时，会给予一个随访策略的建议。

8. 随访的CT报告怎么看？

（1）CT随访时要对比结节的大小、形态、边缘、瘤肺界面、内部结构、密度变化。

（2）当出现以下变化提示恶性：

1）结节增大。

2）结节大小稳定但密度增高。

3）结节大小稳定或增大，并出现实性成分。

4）结节缩小但病灶内实性成分增大。

5）结节具备其他形态学的恶性征象。

（3）当出现以下变化提示良性：

1）病灶形态短期内变化明显，无分叶或出现极深度分叶，边缘变光整或变模糊。

2）密度均匀,密度变淡。

3）随访中病灶缩小（密度没有增高）或消失。

4）随访中病灶迅速变大（倍增时间＜15天）。

（4）实性结节：2年无变化一般提示提示良性,非实性结节及部分实性结节2年无变化,仍需年度随访。

第三节 肺 癌

·典型病例·

患者,王某,男,71岁。因咳嗽、咯血就诊,怀疑肺肿瘤进行胸部CT平扫检查。

·图像资料·

见图3-42、图3-43。

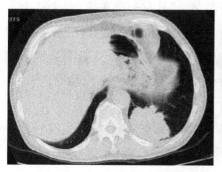
图3-42 胸部CT肺窗

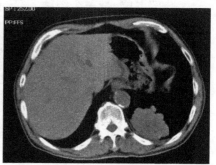
图3-43 胸部CT纵隔窗

·诊断报告·

1. 放射学表现 左肺下叶椎体旁见一大小约5.3 cm×6.3 cm软组织肿块影,边缘毛糙,可见浅分叶及短毛刺,内见偏心空洞影,邻近胸膜略微增厚。余肺未见明显渗出或占位性病变,两肺门未见明显增大,气管支气管通畅,血管及脂肪间隙清晰,纵隔未见明显肿大淋巴结。两侧胸腔未见明显积液。

2. 放射学诊断　左肺下叶占位,考虑周围型肺癌。

·**报告解读**·

(1)"大小约5.3 cm×6.3 cm软组织肿块影":提示左肺下叶病变较大,为一软组织肿块。

(2)"边缘毛糙,可见浅分叶及短毛刺,内见偏心空洞影":提示病灶为恶性病变。

(3)"邻近胸膜略微增厚":提示累及邻近胸膜。

·**知识问答**·

1. 什么叫肺部占位?它包括哪些病变?

进行胸部CT检查,能够非常清楚地显示肺内是否有占位性病变。而肺部占位是CT检查(甚至影像医学)检查中比较常见的诊断,它的意思是肺部CT上发现了肺内存在肿块,但不确定该肿块的性质是什么。

肺部占位,是一个统称。简而言之,就是有一个东西,至于这个东西是什么,则需要进一步确认了。在肺内的肺部占位有良性病变,也有恶性病变,良性病变主要包括炎性假瘤、结核瘤以及肺部其他良性肿瘤(比如肺纤维血管瘤等);恶性病变主要指肺癌、肺肉瘤等。

2. 肺癌的分型有哪些?

根据2015年世界卫生组织(WHO)的肺癌分型,肺癌病理分型主要分为上皮型肿瘤(腺癌、鳞癌)、神经内分泌肿瘤(小细胞癌、大细胞神经内分泌癌、类癌肿瘤)等。

肺鳞癌是肺癌中最常见的一种类型,占原发性肿瘤的40%～50%,鳞癌生长缓慢,转移较晚,手术切除的机会相对多。

小细胞癌(又称小细胞未分化癌)是肺癌中恶性程度最高的一种,占原发性肺癌的10%～15%,癌细胞生长快、侵袭力强、远处发生转移较早。尸检证明80%～100%发生淋巴转移,也常转移至脑、肝脏、骨骼、肾上腺等器官。

大细胞癌(大细胞未分化癌)较小细胞癌转移较晚,手术切除机会较大。

腺癌富血管,故局部浸润和血行转移较鳞癌早,易转移至肝脏、脑和骨骼。

第四节　肺　炎

· **典型病例** ·

患者,钱某,女,36岁。因发热、咳嗽就诊,进行X线胸片检查后,进一步进行胸部CT平扫检查。

· **图像资料** ·

见图3-44、图3-45。CT检查能清晰显示X光胸片未能显示的右肺上叶炎症。

· **诊断报告** ·

1. 放射学表现　胸片两肺未见明显活动性病变(图3-44)。胸部CT表现为右肺上叶可见片状实变影,纵隔未见明显肿大的淋巴结影,胸部骨骼未见明显骨质破坏性改变(图3-45)。

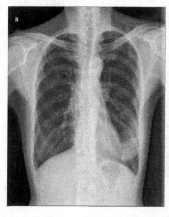

图3-44　胸部X线片

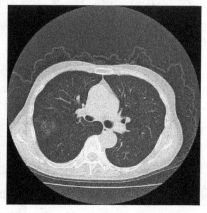

图3-45　胸部CT横断位

2. 放射学诊断 右肺上叶炎症,建议治疗后复查。

· **报告解读** ·

(1)"片状实变影":提示右肺发生炎症改变,一般炎症表现为渗出性改变,结核多表现为增殖性改变,肺癌主要表现为异常结节样改变(炎性肺癌除外)。

(2)"纵隔未见明显肿大的淋巴结影,胸部骨骼未见明显骨质破坏性改变":提示没有转移等改变,更加印证该病变是良性病变。

· **知识问答** ·

1. 当发生肺炎时胸部 X 线检查正常,为什么还要做 CT 检查?

CT 检查较胸部 X 线检查具有更高的敏感性,可比 X 线检查提前 5 天左右发现肺炎。当患者临床怀疑感染,而胸部 X 线片提示正常或非特异性改变,或肺部感染的危险因素增加(如中性粒细胞减少),应进行 CT 检查。

当肺炎患者具有持续性或复发性肺部阴影时,CT 检查常用于鉴别诊断以排除潜在的其他疾病。

2. 影像学检查阴性是否能排除肺炎?

根据美国胸部学会(ATS)的定义,影像学显示肺部致密影是肺炎定义的一部分,但临床症状发作至影像学改变会有几小时的延迟,特殊情况下延迟时间会更久,有时胸部影像学检查会呈阴性。

肺炎随时间转归,因致病病原体、患者的并发症及年龄的不同而异,一般持续 1~2 周,也有达 2 个月。

3. CT 上肺炎表现为什么?

一般将肺炎分为:大叶性肺炎、支气管肺炎(小叶性肺炎)、非典型性肺炎(间质性肺炎)。

(1)大叶性肺炎:大叶性肺炎是指炎症渗出邻近脏层胸膜下的远端的气管,并通过侧支气管通道(Kohn 孔)蔓延,形成均匀致密影,占据部分或整个肺段,偶尔累及整个肺炎。

大叶性肺炎CT表现为肺叶或亚肺叶的实变，边界清楚，以叶间裂为界，病变内可见支气管充气征。最常见的致病菌为肺炎链球菌，其他致病菌包括肺炎克雷伯杆菌及其他革兰阴性杆菌。

（2）小叶性肺炎：小叶性炎是以细支气管周围炎症为特征的炎症。最初CT表现为斑片状实变，随着疾病进展，可致小叶及节段性实变（图3-48、图3-49）。最常见的病原体有金黄色葡萄球菌、流感嗜血杆菌等。

图3-46、图3-47示：右肺中叶炎症，右肺中叶可见片状实变影，其内可见明显支气管充气征。多层面重建冠状位显示病变累及整个右肺中叶。

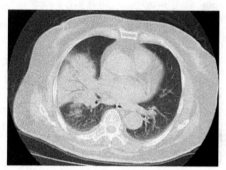

图3-46　胸部CT横断位

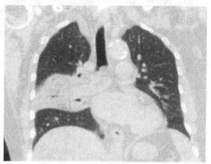

图3-47　胸部CT冠状位

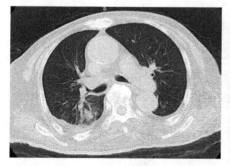

图3-48　右肺下叶背段炎症,相邻胸膜增厚

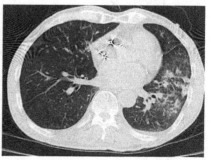

图3-49　左肺下叶炎症

（3）间质性肺炎：间质性肺炎常见原因是病毒和支原体感染，影像学上为双肺局灶性或弥漫性小而不均匀的致密影，两肺均匀分布。

第五节　肺结核

·**典型病例**·

患者，郑某，女，62 岁。因发热、咳嗽就诊，进行 X 线胸片检查后，进一步进行胸部 CT 平扫检查。

·**图像资料**·

见图 3-50、图 3-51。

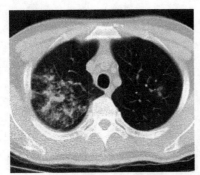 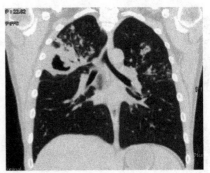

图 3-50　横断位示右肺病变　　　图 3-51　冠状位示两肺均存在病变

·**诊断报告**·

1. 放射学表现　两肺可见斑片状、小结节样及粟粒样模糊影，以两肺上叶为主，右肺上叶可见空洞形成，空洞周围模糊。两肺门未见明显增大，纵隔未见明显肿大淋巴结。两侧胸腔未见明显积液。

2. 放射学诊断　考虑两肺结核，伴有右肺上叶空洞形成，请结合临床并随访。

·**报告解读**·

（1）"两肺可见"：提示病灶为多发性病变。

（2）"斑片状、小结节样及粟粒样模糊影"：提示结核病灶为增殖性改变，处于活动期。

（3）"右肺上叶可见空洞形成"：提示病变处于多期状态，病灶内存在液化坏死。该期具有一定的传染性。

·**知识问答**·

1. 什么是肺结核？

肺结核相当于中医中的肺痨，是一种由于正气虚弱，感染痨虫，侵蚀肺脏所致的，以咳嗽（肺气不利或上逆从而发出咳声，或咳吐痰液的一种病症）、咯血（血从肺或气道来，经咳嗽而出，或痰中带有血丝，或鲜红纯血，或鲜红纯血间夹泡沫称为咯血）、潮热、盗汗及身体逐渐消瘦为主要临床表现、具有传染性的慢性消耗性疾病。

2. 肺结核主要分为哪几种类型？

为适应结核病控制和临床工作的实际需要，肺结核可分为以下三大类型。

（1）原发性肺结核：原发性肺结核（Ⅰ型）为原发结核感染所致的临床病症。包括原发综合征及胸内淋巴结结核。主要发生于儿童、青少年或初次感染的患者。

（2）血行播散性肺结核：血行播散性肺结核（Ⅱ型）包括急性血行播散性肺结核（急性粟粒性肺结核），及亚急性、慢性血行播散性肺结核。

（3）继发性肺结核：继发性肺结核（Ⅲ型）是肺结核中的一个主要类型，可出现以增殖病变、浸润病变、干酪病变或空洞等为主的多种病理改变，在影像学上主要表现为浸润性肺结核、干酪性肺炎、结核球和慢性纤维空洞型肺结核等。

3. 肺结核影像特点有哪些？

肺结核影像表现主要包括以下基本病变：渗出性病变、增殖性病变和干酪样坏死。不同的影像学表现提示结核处于不同的阶段。比如干酪样坏死提示病灶渗出病变转化为凝固性坏死；液化和空洞形成提示病灶液化坏死后形成空洞；结核的愈合可以表现为病灶消散吸收、病灶纤维化或者病灶形成钙化灶。有的病灶最后可以形成结核球。如果病灶扩大，或者存在播散，提示结核病变进展。

典型的肺结核影像特点主要表现为多灶、多态、多期。肺结核的多灶性就是在肺部病变常常表现为很多病灶；多态性就是结核病灶可以表现为多种形态，比如增殖结节、空洞、纤维化等；多期性就是结核病灶有新出现的病灶，也有病变转归的病灶等与之共存。

4. 肺结核严重吗？

肺结核是一种严重危害人类健康的传染病，是我国重点控制的疾病之一，目前在很多省（市、自治区）可以享受免费治疗。

肺结核俗称"痨病"，肺结核早期如不彻底治愈，最后可演变为慢性纤维空洞、呼吸衰竭、肺心病等。或者结核菌经淋巴或血行播散，引起其他部位继发结核，如骨结核、消化系统结核等，最终使患者丧失劳动力，甚至生活能力，甚至危害生命。

因此一旦发现肺结核，应及早到相关机构进行正规治疗。

第六节　胸部 CT 检查的适应证

（1）急诊CT检查：胸部创伤、评估急性主动脉综合征（夹层、穿通伤）、确诊肺栓塞、识别胸部术后并发症（纵隔血肿、复杂的胸腔积液）。

（2）非急诊CT检查：肺小结节筛查、X线胸片检出的肺结节或肺门纵隔肿块评估、肺癌的诊断和分期、检测已知胸外恶性肿瘤的肺转移、间质性肺疾病特征分析、诊断支气管扩张/小气道疾病、肺气肿量化分析及肺减容术的术前评估、胸廓畸形的术前评估、胸部大血管先天变异评估、冠状动脉钙化积分和CT冠状动脉造影。

腹部 CT 检查

第一节　原发性肝细胞肝癌

·**典型病例**·

患者,乙肝病史10年,近3月肝区不适。

·**图像资料**·

见图3-52～图3-54。

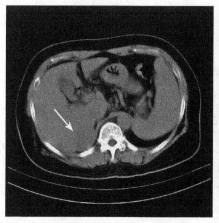

图3-52　上腹部CT平扫检查图

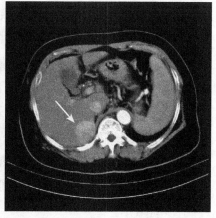

图3-53　上腹部CT增强动脉期检查图

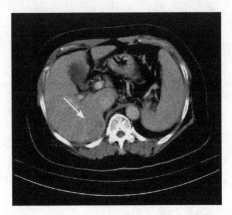

图3-54　上腹部CT平扫门脉期检查图

·诊断报告·

1. 放射学表现　肝右后叶见4.2 cm×3.8 cm占位灶,平扫呈稍低密度,增强动脉期有明显强化,CT值约95 HU,门脉期呈相对低密度,CT值约61 HU。

2. 放射学诊断　肝右后叶占位,考虑原发性肝细胞肝癌(HCC)。

·报告解读·

"动脉期":在25~30秒时动脉内造影剂达到峰值,此时进行扫描的时期称为动脉期,同样在60~70秒时为静脉期,肝癌有"快进快出"的特点,动脉期有明显强化,静脉期肝实质明显强化,病灶呈低密度。

·知识问答·

1. 为什么要做CT增强扫描检查?

正常肝脏中如果有病灶存在,做CT增强扫描检查就好比用颜色笔给病灶做了标记,就像彩色地图我们一看颜色就知道是哪个地方,而CT平扫检查则是利用多个时间段两者的密度变化差异进行分析而得出诊断结论。

2. CT增强扫描检查时,注射造影剂万一发生过敏怎么办?

造影剂过敏反应发生率非常低,仅为十万分之一。但有过敏史一定要记得告诉医生，以做好预先防范和保障。

3. 做CT增强扫描检查有什么需要准备的吗？

一般只需要做到当天禁食、空腹即可，做检查时能配合好呼吸即可，整个检查过程一般2～3分钟就结束了。

4. 没有症状就不会得肝癌吗？

在临床当中，大部分早期肝癌患者是没有症状或症状不明显，而当有症状时已经到中晚期了，因此定期随访复查和常规体检很重要。

5. 凡是肝炎都会变成肝癌吗？

大部分肝炎患者都不会变成肝癌，即便在易发展成肝癌的乙肝当中，有数据报道10年的发生率仅有6.3%，因此不必过于担心。

6. 肝癌就等于判了死刑吗？

虽然对于中晚期肝癌有非常多的治疗手段，但现在的医学技术还不能完全治愈癌症。因此肿瘤早发现、早治疗是非常重要的，所以定期随访复查很有必要。

7. CT能检查出小肝癌吗？

小肝癌又称为亚临床肝癌或早期肝癌，一般指肝细胞癌中单个癌结节最大直径不超过3 cm或两个癌结节直径之和不超过3 cm的肝癌。现代CT发展已达到亚毫米级水平，小于1 cm的病灶都能被发现，所以高危人群（>35岁、感染乙肝丙肝者、有肝癌家族史者、过度饮酒者等）接受CT增强检查非常有价值。

8. 肝细胞肝癌有哪些临床症状？

肝癌起病隐匿，早期多无症状，中晚期方才出现症状，常见的症状有：

（1）肝区疼痛。

（2）消化道不适症状。

（3）消瘦乏力。

（4）高胆红素血症。

（5）发热。

（6）右上腹部肿块等症状。

第二节　血管瘤

·典型病例·

患者无特殊不适。

·图像资料·

见图3-55～图3-57。

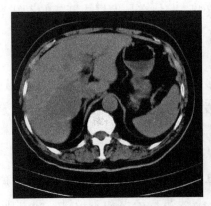 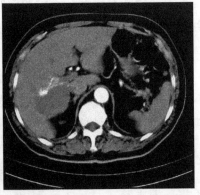

图3-55　上腹部CT平扫检查图　　图3-56　上腹部CT增强动脉期检查图

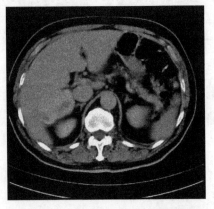

图3-57　上腹部CT增强门脉期检查图

· 诊断报告 ·

1. 放射学表现　肝右后叶见 6.5 cm × 5.3 cm 占位灶,局部突出于肝缘,平扫呈稍低密度,边界尚清楚,动脉期边缘见条片状血管样明显强化,CT值约 126 HU,延迟扫描呈等密度充填。

2. 放射学诊断　肝右后叶病灶,考虑是肝右后叶血管瘤。

· 报告解读 ·

(1)"CT值":是指在CT成像上的密度大小,用于区分不同的组织及组织强化的差异。

(2)"延迟扫描":是指注射造影剂后扫描时间明显延长,一般为 3～5 分钟,特殊情况下甚至可以在半小时以上。

(3)"等密度充填":是指造影剂完全占据整个病灶,且与周围肝实质呈相同密度。

· 知识问答 ·

1. 血管瘤是良性的还是恶性的?

血管瘤是肝脏最常见的良性肿瘤,可见于任何年龄,尤以成年女性多见。一般无任何临床症状。

2. 为什么血管瘤检查时间比较长?

血管瘤增强有"早进晚出"的特点,动脉期边缘呈结节状、云絮状显著强化(动脉期强化即"早进"),门脉期及延迟后呈向心性扩散,部分病灶呈等密度充填(门脉期仍未消退即"晚出")。因此一般会做 5～10 分钟的延迟扫描,故而检查时间就长了。

3. 血管瘤和肝癌怎么区别?

血管瘤平扫多为低密度,边界清楚,强化程度要高于肝癌,一般能达到血管样的强化程度,有"早进晚出"的特点,打个比方就像秋天的枫叶,从树叶边缘慢慢由绿变红,直到完全变成红枫叶;肝癌呈"快进快出"改变,就好像汽车穿越隧道,明暗变化非常快,表现在CT上就是动脉期有明显强化,门静脉期肝实质明显强化,病灶呈低密度,可出现高/低密度环带（假包膜）。

4. 血管瘤会不会生长，如果不做手术如何定期复查？

血管瘤虽然是良性的，但是约10%肿瘤可以增长。对于增长较快的肿瘤要与其他恶性肿瘤区别。如果经过CT增强扫描检查等明确诊断的血管瘤，通常每年做1次CT检查即可。但是对于生长较快或有其他危险因素的肝内占位，需重新考虑诊断并密切随访。

5. 肝血管瘤大小什么标准？

一般来说，5 cm以下的可以认为是"小血管瘤"，5～10 cm的是"大血管瘤"，10 cm以上的可以称为"巨大血管瘤"。小血管瘤且没症状只需定期随访。

第三节　肝脓肿

·典型病例·

患者，张某，男，68岁。发热伴肝区肿痛1周。

·图像资料·

见图3-58～图3-60。

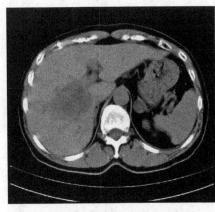

图3-58　CT上腹部平扫检查图

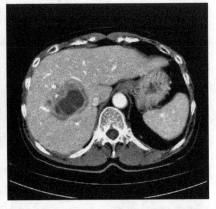

图3-59　上腹部CT增强动脉期检查图

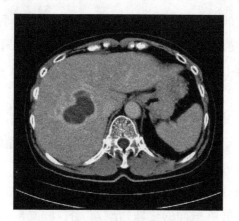

图3-60 上腹部CT增强门脉期检查图

· **诊断报告** ·

1. **放射学表现** 肝右前叶见5.8 cm×5.3 cm低密度灶，边缘模糊，CT平扫检查表现为中央呈更低密度，CT增强扫描检查可见靶征，三环-除了外围的水肿带（外环），脓肿壁有两层结构，外层为纤维肉芽组织（中环），增强后强化明显，内层为炎症组织（内环），呈低密度改变。

2. **放射学诊断** 肝右叶脓肿。

· **报告解读** ·

（1）"靶征脓肿壁有两层结构"：中层为纤维肉芽组织，强化明显，内层为炎症组织，外层为水肿带，此三环结构密度不同，因此断面上看起来如同射击用的靶。

（2）"水肿带"：是指因脓肿的炎性浸润，病灶边缘有时可见一圈密度高于脓腔，但低于周围正常肝组织的低密度环。

（3）"脓肿的密度"：根据脓腔成分不同而有所不同，CT值常为2～36 HU，有时可见到气体影。

· **知识问答** ·

1. 如何诊断肝脓肿？

临床有感染症状，肝区有疼痛，白细胞计数增高。CT平扫检查表现为边界不清的低密度灶,可有气体及分隔影。增强后出现环征或靶征,单环-脓肿壁,水肿不明显;双环-周围有水肿带;三环-除了水肿带,脓肿壁有两层结构,外层为纤维肉芽组织,强化明显,内层为炎症组织。

2. 肝脓肿一定要做 CT 增强扫描检查吗?

是的,对于病灶的定性和病灶的清楚显示非常有必要,首次明确诊断后再次复查可用 CT 平扫检查。

3. 肝脓肿好了有没有后遗症?

肝脓肿就是肝脏里面的化脓,治疗以消炎,局部引流等为主。好了以后就没事了,也不会有什么后遗症,但有复发的可能。

4. 肝脓肿需要手术吗?

对于 CT 检查出的早期脓肿或多发小脓肿,可使用大剂量抗生素和全身支持疗法即可。而对于较大脓肿则需在 CT 定位下穿刺引流或外科手术切开引流。

5. 肝脓肿定期随访有必要吗?

非常有必要,因术后需要观察脓肿变化情况、评估治疗效果及有无复发。

第四节 脂肪肝

·典型病例·

患者,李某,男,42 岁。肝区不适近 10 天。

·图像资料·

见图 3-61、图 3-62。

·诊断报告·

1. 放射学表现 肝脏密度普遍降低,CT 值约 25 HU,可见肝血管影清晰显示,且密度明显低于同水平的脾脏。

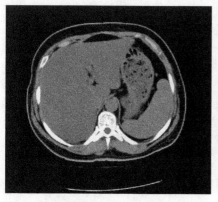 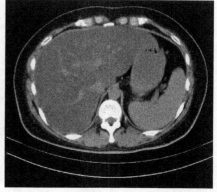

图3-61 上腹部CT平扫检查图(中度脂肪肝) 图3-62 上腹部CT平扫检查图(重度脂肪肝)

2. 放射学诊断 脂肪肝。

· 报告解读 ·

(1)"肝血管影":由于肝实质密度明显下降,肝血管影明显高于肝实质,因此在没有注射造影剂时,肝血管影呈相对的高密度,就像注射了造影剂一样。

(2)"密度明显低于同水平的脾脏":正常时肝脏密度高于脾脏,脂肪肝时肝脏密度低于脾脏,因此肝脾的密度比列出现了倒转。

(3)"脂肪肝":肝脏内脂肪过度堆积,肝脏密度弥漫性降低或局部肝实质密度降低,一般以脾脏密度为参照值,若肝脏的CT值低于脾脏即可诊断为脂肪肝,如肝血管征和肝脾比例倒置。

· 知识问答 ·

1. CT检查能知道脂肪肝严重程度吗?

可以,一般脂肪肝CT值在40 HU以上为轻度,20～40 HU为中度,低于20 HU为重度。

2. 脂肪肝需要做CT增强检查吗?

CT平扫就可以诊断脂肪肝。但因肝脏密度的改变,有些低密度病灶可能被隐藏,因此CT增强检查也有必要的,可以发现隐藏在脂肪肝内的病变。

3. 脂肪肝会好转吗?

通过合理饮食和适当的运动,脂肪肝可以减轻,甚至完全好转。

第五节　肝硬化

·**典型病例**·

患者,王某,女,58岁。乙肝病史十余年,腹胀不适1周。

·**图像资料**·

见图3-63、图3-64。

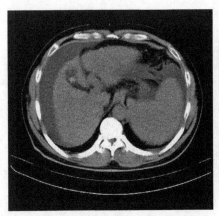 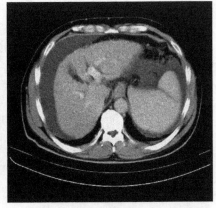

图3-63　上腹部CT平扫检查图　　　图3-64　上腹部CT增强门脉期检查图

·**诊断报告**·

1. **放射学表现**　肝脏体积缩小,各叶比例失调。尾叶代偿性增大。肝裂增宽,肝门区扩大。肝脏表面高低不平。肝脾周围见液性密度影。脾脏增大。

2. **放射学诊断**　肝硬化、脾肿大、腹腔积液。

·报告解读·

肝硬化因肝炎、酒精和药物、胆汁淤积、肝淤血、寄生虫等病理因素导致,肝细胞坏死、结节状增生及广泛的纤维化,从而诱发小叶结构紊乱,肝血管重建,进而导致肝脏收缩、体积缩小硬化,伴随门静脉高压。

（1）肝脏大小、形态的改变。

（2）肝脏密度改变。

（3）门脉高压表现包括脾肿大、腹水及侧支循环肝硬化、腹水、脾肿大、肝硬化、门脉高压贲门胃底静脉曲张脐静脉扩张。

·知识问答·

1. 如何评估肝硬化程度?

（1）临床评估:

1）代偿期（一般属Child-Pugh A级）可有肝炎临床表现,亦可隐匿其他疾病。可有轻度乏力、腹胀、肝脾轻度肿大、轻度黄疸,肝掌、蜘蛛痣。

2）失代偿期（一般属Child-Pugh B、C级）可有肝功能损害及门脉高压症候群。主要症状：① 全身症状；② 消化道症状；③ 出血倾向及贫血；④ 内分泌障碍；⑤ 低蛋白血症；⑥ 门脉高压、腹腔积液、胸腔积液、脾大、脾功能亢进、门脉侧支循环建立、食管-胃底静脉曲张、腹壁静脉曲张。

（2）CT可通过对肝脏、脾脏体积的测量,腹水、侧支循环的情况作出相应的评证。

2. CT表现正常可以排除肝硬化吗?

不能,早期处于代偿期的肝硬化CT表现无异常,临床可有肝功能异常及肝脾轻度肿大。

3. 肝硬化一定会发生肝癌吗?

不一定会,大多数乙肝肝硬化不会演变成肝癌,但是定期CT随访检查很重要。

第六节　急性胰腺炎

·**典型病例**·

患者,男,36岁。饱食后上腹部剧烈疼痛伴呕吐2小时。

·**图像资料**·

见图3-65、图3-66。

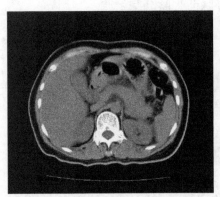

图3-65　上腹部CT平扫检查图A

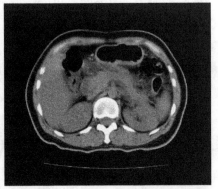

图3-66　上腹部CT平扫检查图B

·**诊断报告**·

1. 放射学表现　胰腺明显增大、肿胀,体尾部为甚,胰腺密度尚均匀,胰腺周围见片絮状渗出影,左侧肾前筋膜增厚、模糊。

2. 放射学诊断　急性胰腺炎(单纯水肿性)。

·**报告解读**·

急性胰腺炎是最常见的胰腺疾病,也是常见的急腹症之一。急性单纯性水肿性胰腺炎:这类患者临床上大多属于轻度病变,在CT检查显示约20%左右患者胰腺的形态、大小和密度等没有改变,包括CT增强扫描检查,其增强方式与正常胰腺没有区别。CT表现为局部或全胰的增大,胰腺密度可轻度下降,胰腺轮廓模糊,同时可见胰周少量积液,特别是注射对比剂后,胰腺仍均匀强化,无坏死区。

· **知识问答** ·

1. 胰腺炎可以不做CT增强检查吗?

视病情而定,对于急性单纯性胰腺炎平扫即可,而对于重症胰腺炎CT增强检查非常有必要,可以观察评估胰腺坏死情况及程度。

2. 发生胰腺炎的常见原因有哪些?

(1)胆道系统疾病:胆管炎症、结石、寄生虫、水肿、痉挛等病变使壶腹部发生梗阻,胆汁通过共同通道反流入胰管,激活胰酶原,从而引起胰腺炎。

(2)酗酒和暴饮暴食:酗酒和暴饮暴食使得胰液分泌旺盛,而胰管引流不畅,造成胰液在胰胆管系统的压力增高,致使高浓度的蛋白酶排泄障碍,最后导致胰腺泡破裂而发病。

(3)手术与损伤:胃、胆道等腹腔手术挤压到胰腺,或造成胰胆管压力过高而发病。

(4)感染:很多传染病可并发急性胰腺炎,症状多不明显。如蛔虫进入胆管或胰管,可带入细菌,能使胰酶激活引起胰腺炎症。

3. 胰腺炎有什么后遗症?

后遗症临床上称并发症,轻症急性胰腺炎极少有并发症发生,而重症急性胰腺炎则常伴有多种并发症。胰腺脓肿、胰腺假性囊肿、脏器功能衰竭等病可继发腹腔、呼吸道、泌尿道等感染,感染扩散可引起败血症。少数胰腺炎可演变为慢性胰腺炎。CT增强扫描检查可以确诊。

4. 胰腺炎严重吗?

急性单纯性水肿性胰腺炎临床上大多属于轻度病变,在CT检查显示约20%患者胰腺的形态、大小和密度等没有改变。急性出血坏死性胰腺炎:CT平扫检查表现为胰腺体积明显增大,轮廓模糊,其CT值下降,并常呈弥漫性,特别是坏死区呈更低密度,而CT增强扫描检查可提高坏死性胰腺炎早期诊断的准确性。

第七节　胰腺癌

·典型病例·

患者，女，81岁。上腹部隐痛不适伴腰背部疼痛1个月，加重2天。

·图像资料·

见图3-67、图3-68。

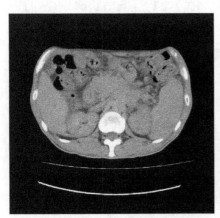
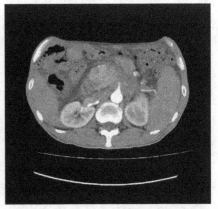

图3-67　上腹部CT平扫检查图　　　图3-68　上腹部CT增强动脉期检查图

·诊断报告·

1. 放射学表现　胰头明显增大，胰腺体尾部萎缩，胰腺体部见边界不清楚软组织肿块影，大小约3.9 cm×3.6 cm，包绕腹腔干及部分脾动脉血管。

2. 放射学诊断　胰腺癌伴腹腔干及部分脾动脉受累。

·报告解读·

包绕血管：胰腺癌具有管性浸润和嗜神经生长这两个重要生物学特性。管性浸润指肿瘤容易侵犯胆总管、胰腺管和血管，因此，胰头癌很容易出现胆总管、肝内胆管扩张以及胰腺管扩张。而临床上患者脸色发黄,就是由于胆管侵犯的缘故。嗜神经生长指肿瘤容易向腹膜后方向生长,这是由于腹膜后有丰富的交感和副交感神经组织,因而胰腺癌患者临床上常有明显的持续和顽固性腹痛或腰背痛。

·知识问答·

1. 胰腺癌为什么发现时大都是中晚期?

胰腺位置较深,属于腹膜后脏器,因此肿瘤较小时没有症状,而当神经及血管受累后出现症状时已到了中晚期了,因此胰腺癌高危人群包括:① 糖尿病患者;② 慢性胰腺炎患者;③ 没有什么原因出现腰背部的疼痛,食欲下降,甚至出现黄疸了的患者;④ 吸烟、大量饮酒以及长期接触有害化学物质等的人群;⑤ 无法解释的迅速体重下降者;⑥ 40岁以上,有上腹部非特异性不适;⑦ 有胰腺癌家族史者,要定期随访复查。

2. 胰腺癌检查需要注意什么?

胰腺癌或者需要排除胰腺癌的人必须做CT增强检查,这是因为早期胰腺癌病灶较小,隐藏在正常胰腺组织内,CT值差不明显,CT增强检查可以发现较小病灶。

3. 胰腺癌做什么检查最合适?

目前,螺旋CT检查被认为是胰腺肿瘤主要的较理想的无创性影像学检查手段,它不仅能清晰显示肿瘤形态、大小、密度、轮廓以及血供情况,还能准确帮助了解肿瘤与周围血管、脏器间的关系,以及在门静脉期完成肝脏扫描,显示可能存在的肝脏转移灶,从而为临床肿瘤定性及其分期提供客观而详尽的依据。

4. 肿瘤标志物CA19-9升高时,为什么建议检查胰腺?

肿瘤标志物为CA19-9和癌胚抗原(CEA),尤其前者60%~70%患者呈阳性。因此,CA19-9和CEA升高者,应该引起高度重视,当然,除胰腺癌外,胆道肿瘤和消化道肿瘤等也可引起两者升高。

第八节　胆道结石

· **典型病例** ·

患者,男,48岁。上腹部隐痛1个月,加重2天。

· **图像资料** ·

见图3-69、图3-70。

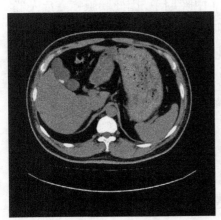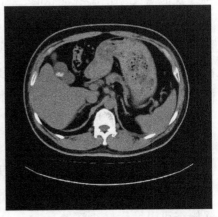

图3-69　上腹部CT平扫检查图A　　　　图3-70　上腹部CT平扫检查图B

· **诊断报告** ·

1. 放射学表现　胆囊大小正常,囊壁略增厚,囊内见高密度结节样影,肝内外胆管未见明显扩张。

2. 放射学诊断　胆囊炎,胆囊结石。

· **报告解读** ·

胆囊结石:胆结石是由不同成分的胆固醇、胆色素和钙盐所组成。按结石成分CT表现可分为5种类型:① 高密度结石;② 略高密度结石;③ 等密度结石;④ 低密度结石;⑤ 环状结石。胆石的CT表现与其化学性质密切相关。其CT值与胆固醇含量呈负相关,与胆红素和钙含量呈正相关。高密度和略高密度结石绝大多数为胆色素类，少数为混合类结石。胆石症的患者多合并胆囊炎，可伴相应的CT表现。

·知识问答·

1. 胆囊结石一定要做CT检查吗？

可以做CT检查，但是胆囊结石有高密度的，也有低密度的，因此B超更敏感，也是首选检查。但CT增强检查可以作为排除胆囊癌的检查手段。

2. 胆囊结石需要手术吗？

无症状的结石不需要手术，定期随访即可。

3. 胆囊结石手术后还需要复查吗？

需要，有些胆囊小结石会掉落到胆管内，因此术后复查可以排除胆管结石，特别有症状的患者要注意。

4. B超检查明确是胆囊结石，还有必要做CT检查吗？

很有必要，因CT在胆管结石的检查优于B超。有黄疸的患者，很有可能胆总管也有结石，做CT检查以便胆囊结石术前检查胆管有无结石。

5. 胆囊结石会消失吗？

一般不会，有些较小的结石可能会移动、掉落到胆管内引起相应症状。

6. 体检查出胆结石，为何没有任何症状？

胆结石的临床表现取决于胆结石的部位，是否有移动或嵌顿，以及有无并发胆道梗阻和继发感染等。胆绞痛和阻塞性黄疸是胆石症的两个较为特殊的临床表现。胆绞痛大多是由于胆囊内的结石移动至胆囊管和胆总管内时所引起。局限于胆囊内的结石一般不产生绞痛。黄疸则多因结石停留在胆总管或肝管内引起梗阻所致。

第九节　输尿管肿瘤

·**典型病例**·

患者，女，68岁。无痛性血尿1个月。

·**图像资料**·

见图3-71～图3-73。

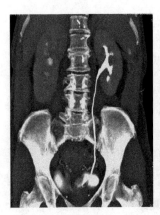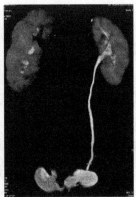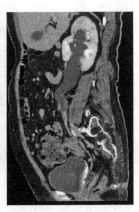

图3-71　曲面重建图　　　　图3-72　三维成像图　　　图3-73　曲面重建图

·**诊断报告**·

1. 放射学表现　右侧输尿管下段见软组织肿块，CT值约42 HU，形态不规则，密度不均匀，增强后有中度强化，其上方输尿管及肾盂明显扩张积液。

2. 放射学诊断　右侧输尿管下段癌伴肾盂、输尿管扩张积液。

·**报告解读**·

（1）软组织肿块：密度接近肌肉的组织，CT值为20～50 HU。

（2）中度强化：一般注射造影剂后，强化程度为20～40 HU，高于40 HU为明显强化，低于20 HU为轻度强化。

· 知识问答 ·

1. 无痛性血尿就是癌吗?

不一定,但要引起重视,可先做CT平扫检查观察下有无异常,如肾盂输尿管扩张,占位或结石等。

2. 怎么和结石引起的区别?

一般结石CT平扫检查都能发现,且结石会引起肾区的钝痛或绞痛。

3. 血尿有哪些常见原因?

① 炎症如肾炎、尿路感染;② 结石;③ 肿瘤;④ 外伤;⑤ 先天畸形;⑥ 某些全身性疾病如血小板减少性紫癜、系统性红斑狼疮、心力衰竭、糖尿病肾病等。

骨关节CT检查

第一节　颈椎间盘突出

·**典型病例**·

患者,徐某,女,58岁。颈部不适6个月余,加重1周。来院就诊。

·**图像资料**·

见图3-74。

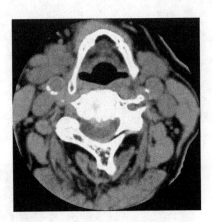

图3-74　颈椎间盘CT横断位

·**诊断报告**·

1. 放射学表现　颈3/4椎间盘明显向后正中突出,相应硬膜囊受压改变。骨窗示颈椎椎体明显骨质增生,向椎管内突出。相应椎管前后径变窄。

2. 放射学诊断　① 颈3/4椎间盘突出;② 颈椎退行性变伴椎管变窄。

· **报告解读** ·

(1)"颈3/4椎间盘明显向后正中突出":提示椎间盘突出类型是中央型。

(2)"相应硬膜囊受压改变":提示突出的椎间盘对后方的脊髓有压迫。

(3)"相应椎管前后径变窄":提示脊髓神经根等通道变窄,更容易导致脊髓神经根等受压改变。

· **知识问答** ·

1. 颈椎不适为什么需要做CT检查?

颈椎位于头以下、胸椎以上的部位。颈椎由七块颈椎骨组成,除第一颈椎和第二颈椎外,其余颈椎之间都夹有一个椎间盘,加上第七颈椎和第一胸椎之间的椎间盘,颈椎共有6个椎间盘。而椎间盘在普通的X线的片子上不能显示,而CT图像中则能显示,因此要观察颈椎间盘病变,就需要进行CT检查。

2. 颈椎间盘突出怎么产生的?

颈椎间盘突出主要是由于颈椎间盘的退行性变或外伤所致,其中包括椎间盘中的髓核的膨隆、突出及脱出,它们表示颈椎病的不同阶段。

3. 颈椎间盘突出严重吗?

颈椎间盘突出症状严重与否,与其发生的阶段以及颈椎间盘突出的类型相关。① 有的患者不产生症状;② 有的患者产生轻度症状,比如颈部不适、颈部僵硬等;③ 重度症状出现颈脊神经支配区(即患侧上肢)的麻木感、受累神经节段支配区的剧烈疼痛,如刀割样或烧灼样;④ 更严重者可以出现病变水平以下同侧肢体肌张力增加、肌力减弱、触觉及深感觉障碍；⑤ 最严重者会出现不同程度的上运动神经元或神经束损害的不全痉挛性瘫痪等。

4. 颈椎间盘突出主要有哪几种类型？

在影像学上，颈椎间盘突出主要分为三种类型：① 侧方突出型；② 旁中央突出型；③ 中央突出型。

第二节　腰椎间盘突出

·**典型病例**·

患者，周某，女，42岁。腰部不适6个月余，加重1周。来院就诊。

·**图像资料**·

见图3-75。

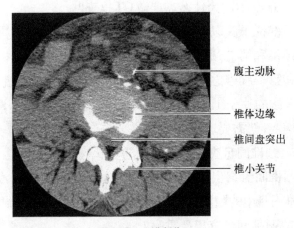

腹主动脉
椎体边缘
椎间盘突出
椎小关节

图3-75　腰椎间盘CT横断位

·**诊断报告**·

1. 放射学表现　腰4/5椎间盘明显向后正中突出，相应硬膜囊受压改变。骨窗示腰椎椎体明显骨质增生，向椎管内突出。相应椎管前后径变窄。

2. 放射学诊断 ①腰4/5椎间盘突出；②腰椎退行性变伴椎管变窄。

·报告解读·

（1）"腰4/5椎间盘明显向后正中突出"：提示椎间盘突出类型是中央型。

（2）"相应硬膜囊受压改变"：提示突出的椎间盘对后方的脊髓有压迫。

（3）"相应椎管前后径变窄"：提示脊髓神经根等通道变窄，更容易导致脊髓神经根等受压改变。

·知识问答·

1. 什么是腰椎间盘突出症？

腰椎间盘突出症是指椎间盘发生变性，纤维环破裂，髓核组织沿着破裂的纤维环口突出刺激和/或压迫神经根而引起的一种综合征。主要表现为腰痛、坐骨神经痛，还可伴有腰部活动受限，受累神经根支配区的感觉、运动和反射的改变。

2. 腰椎间盘突出为什么需要做CT检查？

腰椎位于胸椎以下、骶椎以上的部位。腰椎由5块椎骨组成，2个腰椎椎体之间都夹有1个椎间盘，加上第5腰椎和第1骶椎之间的椎间盘，腰椎共有5个椎间盘。与颈椎间盘一样，腰椎间盘在普通的X线的片子上不能显示，而在CT图像中则能显示。

CT检查不仅能够清楚地显示椎间盘突出的部位、大小、形态和神经根、硬脊膜囊受压移位的情况，还可以显示椎板及黄韧带肥厚、小关节增生肥大、椎管及侧隐窝狭窄等情况，对本病有较大的诊断价值，目前已普遍采用。

3. 腰椎间盘突出怎么产生的？

腰椎间盘突出症是临床较为常见的疾患之一，主要是因为腰椎间盘各部分（髓核、纤维环及软骨板），尤其是髓核，有不同程度的退行性改变后，在外力因素的作用下，椎间盘的纤维环破裂，髓核组织从破裂之处突出于后方或椎管内,导致相邻脊神经根遭受刺激或压迫,从而产生腰部疼痛。还可能出现一侧下肢或双下肢麻木、疼痛等一系列临床症状。

4. 腰椎间盘突出有哪些症状?

腰椎间盘突出主要症状是腰痛、下肢放射痛及马尾神经症状,而腰痛是大多数患者最先出现的症状,发生率约91%。由于腰椎间盘纤维环外层及后纵韧带受到髓核刺激,经窦椎神经而产生下腰部感应痛,有时可伴有臀部疼痛。

5. 腰椎间盘疾病包括那些类型?

腰椎间盘疾病在影像学上总共表现有四型:① 膨隆型;② 突出型;③ 脱垂型;④ 游离型。而椎间盘突出又分为:① 侧方突出型;② 旁中央突出型;③ 中央突出型。

第三节 肋骨骨折

·典型病例·

患者,周某,男,73岁。外伤后自觉右侧胸部疼痛就诊。

·图像资料·

见图3-76、图3-77。

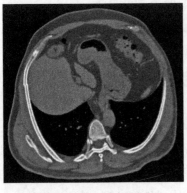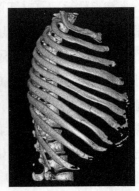

图3-76 胸部CT横断面　　　图3-77 肋骨三维重建

·**诊断报告**·

1. 放射学表现　肋骨CT三维重建检查显示：横断位示右侧肋骨骨质中断，三维重建显示右侧第7、8肋骨明显骨折。肋骨断端临近胸膜未见增厚，临近肝脏未见异常密度影。两肺未见气胸，两侧胸腔未见积液。

2. 放射学诊断　右侧第7、8肋骨骨折。

·**报告解读**·

（1）"右侧肋骨骨质中断"：提示肋骨骨折。

（2）"肋骨断端临近胸膜未见增厚，临近肝脏未见异常密度影。两肺未见气胸，两侧胸腔未见积液"：提示肋骨骨折断端未刺破胸膜而产生气胸、肝脏破裂等。

·**知识问答**·

1. 肋骨CT三维重建检查需要注意什么？

肋骨共12对，平分在胸部两侧，前与胸骨、后与胸椎相连，构成一个完整的胸廓。肋骨可以随着呼吸而运动，因此肋骨具有一定的特殊性。因为具有这种特殊性，所以在CT肋骨三维重建检查过程中，需要做到以下几点：① 保持身体制动：首先在CT扫描检查的整个过程中，被检查者必须保持身体不动；若有运动，便会给计算机假的信号，产生伪影而影响诊断；② 检查过程中尽可能屏住气，即使不能完全屏气，也要尽可能幅度小的呼吸，否则会导致肋骨随之大幅度地运动，而产生伪影。

2. 肋骨骨折为什么需要做CT检查？

胸部外伤时，无论是闭合性损伤或开放性损伤，肋骨都易发生骨折，约占胸廓骨折的90%。并且第1或第2肋骨骨折常合并锁骨或肩胛骨骨折，还可能合并胸内脏器及大血管损伤，支气管或气管断裂，或心脏挫伤等；下胸部肋骨骨折可能合并腹内脏器损伤，特别是肝、脾和肾破裂。有时肋骨的并发症的严重性比肋骨本身危害更大，比如肝、脾和肾破裂等。CT肋骨三维重建检查不仅能够清楚地诊断出是否存在骨折,还可以发现是否存在严重的肋骨骨折并发症,因此对于严重的胸部外伤而怀疑肋骨骨折进行CT肋骨三维重建检查是相当有必要的。

3. 肋骨骨折有哪些分类?

肋骨骨折在临床上有多种分类,在影像上主要有以下分类:① 仅有1根肋骨骨折称为单根肋骨骨折;② 同时2根或2根以上肋骨骨折称为多发性肋骨骨折;③ 肋骨骨折还可以同时发生在双侧胸部,肋骨仅一处折断者称为单处骨折,有两处以上折断者称为双处或多处骨折。

4. 肋骨骨折后果严重吗?

肋骨骨折是否严重,要根据不同病情而定:① 单纯肋骨骨折,一般3个月左右便可愈合;② 作用于胸部局限部位的直接暴力所引起的肋骨骨折,断端向内移位,可刺破肋间血管、胸膜和肺,产生血胸或(和)气胸,甚至产生肝脏、脾脏等器官破裂;③ 间接暴力如胸部受到前后严重挤压时,骨折多在肋骨中段,断端向外移位,刺伤胸壁软组织,产生胸壁血肿。后两种情况,需要密切观察肋骨骨折所产生的并发症。必要时可能需要外科进行处理。

第四节　腰椎骨折

·**典型病例**·

患者,赵某,男,57岁。从工地上高处跌落后自觉腰背部疼痛就诊。

·**图像资料**·

见图3-78、图3-79。

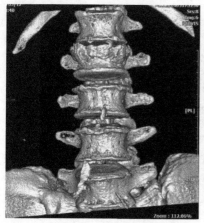

图 3-78　腰椎三维重建

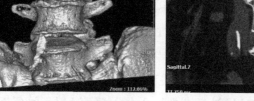

图 3-79　腰椎矢状位

·诊断报告·

1. 放射学表现　脊柱 CT 三维重建检查显示：三维重建示第 2 腰椎椎体前份变扁，矢状位示第 2 腰椎前柱骨质中断，骨折碎片略微向前移位，椎管内未见明显骨折碎片，椎体旁未见明显血肿形成。

2. 放射学诊断　第 2 腰椎前柱骨折。

·报告解读·

（1）"第 2 腰椎前柱骨质中断"：提示腰椎椎体骨折。

（2）"椎管内未见明显骨折碎片"：提示腰椎椎体骨折后，无骨质碎片进入椎管内，无脊髓压迫。

·知识问答·

1. 导致腰椎骨折的原因有哪些？

简单而言，任何作用于腰椎的外伤都可以导致腰椎和/或附件骨折。临床上较多的是压缩性骨折，主要是来自头、足方向的传达暴力使脊柱骤然过度屈曲所形成，由于脊柱的屈曲位受伤，外力集中在一个椎体，同时又受到上、下椎体的挤压，故该受力椎体被压缩而呈楔形而产生骨折。

2. 腰椎骨折严重吗?

腰椎椎体骨折后,如果骨折碎片未明显移位或前柱骨折,严重程度稍微轻一些,如果骨折碎片向后移位,损伤脊髓或马尾神经。若影响到皮质脊髓侧束或前束时,则会出现痉挛性截瘫;影响到脊髓前角细胞或马尾神经时,则产生弛缓性截瘫,下肢感觉均消失。

3. 腰椎为什么要划分为前柱、中柱与后柱?

腰椎前柱包含了椎体前2/3、纤维环的前半部分和前纵韧带;中柱则包含了椎体的后1/3、纤维环的后半部分和后纵韧带;而后柱则包含了后关节囊、黄韧带、脊椎的附件、关节突和棘上以及棘间韧带。中柱和后柱包含了脊髓和马尾神经,该区域的骨折可以累积神经系统,特别是中柱骨折,骨折碎片和髓核组织可以突入椎管内,损伤脊髓。因此脊柱骨折必须了解骨折的部位,并且需要应用CT检查,以判断是否存在骨折碎片向椎管移位等。

4. 与腰椎骨折相似的骨折有哪些?

与腰椎骨折的还有颈椎、胸椎骨折,需要注意的事项及危害性基本与腰椎骨折相似。因此对于脊柱骨折,特别是上述提及的椎体,应该应用CT检查,利用矢状位的多层面重建,有利于观察骨折的具体位置以及是否合并骨折碎片等突入椎管内。必要时还可以进行核磁共振(MRI)检查。

CT 血管造影检查

第一节　冠状动脉 CT 血管造影检查

·**典型病例**·

患者,赵某,女,59岁。反复胸闷、胸痛1个月,加重2天。

·**图像资料**·

见图3-80、图3-81。

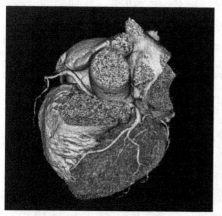

图3-80　冠状动脉VR图

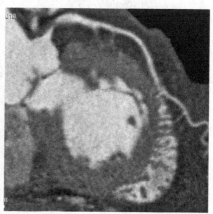

图3-81　冠状动脉CPR图

·诊断报告·

1. 放射学表现　心脏供血为右优势型。冠状动脉CT血管造影的CPR及VR图像显示左冠状动脉主干（LM）、左冠状动脉前降支（LAD）、右冠状动脉（RCA）及左冠状动脉旋支（LCX）起始未见异常，分布正常。LAD近段见软斑块影，血管狭窄约90%，中段血管部分于心肌内走行；LCX及RCA未见明显斑块，血管未见明显狭窄征象。

2. 放射学诊断

（1）左冠状动脉前降支（LAD）近段软斑块形成，伴血管重度狭窄。

（2）左冠状动脉前降支（LAD）中段心肌桥（浅表型）。

·报告解读·

（1）"心脏供血为右优势型"：表示心脏供血的类型，一般有3种类型，均是正常表现，右优势型是最常见的类型。

（2）"冠状动脉CTA"：就是冠状动脉CT血管造影，这里"A"是英文"angiography"的缩写，表示血管造影的意思；"CPR及VR"：是CTA图像处理的技术；"软斑块影"：表示血管狭窄的原因。

（3）"左冠状动脉前降支（LAD）近段软斑块形成，伴血管重度狭窄"：提示血管狭窄的原因和程度。

（4）"心肌桥（浅表型）"：提示这根血管与心肌走行到心肌内，但程度较轻，为浅表型。这种类型临床上已经很常见，一般问题不大。

·知识问答·

1. 冠状动脉CTA检查是什么检查？

CT血管造影（CTA）是一种利用计算机三维重建方法合成的非创伤性血管造影术（图3-82）。它利用螺旋CT机的快速扫描技术，在短时间内，即

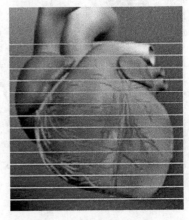

图3-82　冠状动脉CTA检查示意图

造影剂仍浓集于血管内时完成一定范围内的横断面扫描。将采集的图像资料送到图像工作站或CT机的图像重建功能区进行图像重建。冠状动脉CTA就是冠状动脉CT血管成像，冠状动脉CTA检查是经静脉注射造影剂后利用螺旋CT（一般为64排以上）扫描，再经过计算机处理重建得出的心脏冠状动脉血管成像的一种检查方法。

2. 冠状动脉CTA检查前的准备工作有哪些？

患者的准备对心脏CTA检查的成败至关重要，建议在进行扫描之前应确保患者做如下准备。

（1）扫描前4小时禁食，检查当日早上不要吃固体食物（馒头、包子、油饼等），可以喝水及进少量流食（粥、牛奶等），可随身携带糖果及饮料。

（2）扫描前12小时内不要饮用含咖啡因类物品，如茶，咖啡等，从而避免引起心率上升。

（3）患者应提前至少半小时到达检查室，静坐以稳定心率。

（4）对于心率过快的患者可给予β受体阻滞剂降低心率，最好降至65次以下。

（5）对于心率较低且相对稳定的患者，在冠脉造影扫描开始前1~2分钟予以舌下含服硝酸甘油，以使其冠脉扩张，从而达到最好的检查效果。

（6）检查前需配合医生或技师做好呼吸训练。

3. 哪些患者进行冠状动脉CTA检查有失败的可能？

（1）心率过快、心律不齐患者。冠状动脉CTA检查需要对患者进行心电监控，稳定记录患者的心电图并能清晰分辨QRS波是成功的冠脉采集的先决条件，对心律不齐（RR间期不等）的患者，将不能采集到稳定的收缩期及舒张期心脏图像而不能进行冠脉重建。

（2）患者因听力问题或年老体弱无法配合指令憋气15秒者。

（3）因神经或精神类疾病不能配合指令者。

4. 哪些患者需要进行冠状动脉CTA检查？

冠状动脉CTA检查的适应证主要有：① 冠心病可疑者、判断其冠状动脉形态，有无狭窄及狭窄程度；② 冠状动脉先天性变异；③ 有无冠状动脉肌桥形成及其程度、范围等；④ 冠状动脉支架植入术后通畅性及有无再狭窄等判断；⑤ 冠脉搭桥术后桥血管通畅的评价；⑥ 冠状动脉硬斑块、软斑块和混合斑块的鉴别。

5. 哪些患者无法进行冠状动脉CTA检查？

冠状动脉CTA检查的禁忌证主要有：① 对含碘造影剂过敏；② 严重心率不齐；③ 失代偿性心功能不齐；④ 严重肝肾功能不良；⑤ 不能平卧及无法配合屏气。

6. 冠状动脉CTA检查和冠状动脉造影检查的区别是什么？

冠状动脉CTA和冠状动脉造影检查均能显示冠脉血管的情况（图3-83、图3-84），冠状动脉CTA检查相对于造影而言无须穿刺创伤、费用相对较低、实施方便等特点，更易被患者接受。可以区分冠状动脉斑块性质，对于心肌桥等冠状动脉先天变异可以明确诊断。冠状动脉CTA适合冠心病的筛查、复查及体检。

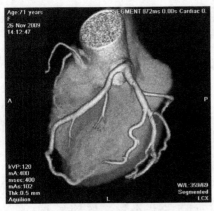

图3-83　冠状动脉CTA检查VR成像

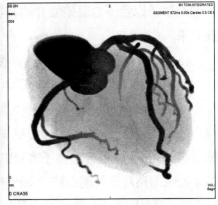

图3-84　冠状动脉CTA 检查仿血管造影成像

冠状动脉血管造影是在DSA引导下经股动脉或上肢血管插入导管值冠状动脉开口处,在注入造影剂的同时成像,从而显示冠状动脉(图3-85)。显示冠状动脉清晰,如果发现严重狭窄可以在其引导下放置支架扩张狭窄处,达到治疗的目的。缺点是费用高,且为有创检查。

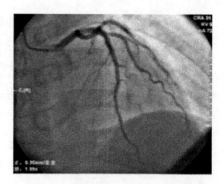

图3-85 冠状动脉血管造影图像

7. 冠状动脉是如何走行和分布的?

心的形状如一倒置的、前后略扁的圆锥体,供给其血液和营养的血管就是冠状动脉。为什么叫冠状动脉呢? 因为这些血管就像一顶王冠戴在心脏上面,所以叫冠状动脉。冠状动脉起源于人体最粗的大血管-主动脉的根部,分左右两支,自上而下,由粗到细,不断发出分支,行于心脏表面(图3-86、图3-87)。

左冠状动脉主干(LM)为一短干,发自左主动脉窦,经肺动脉起始部和左心耳之间,沿冠状沟向左前方行3～5 mm后,立即分为前室间支(前降支)和旋支,二者之间常发出对角支,可为1～2支。

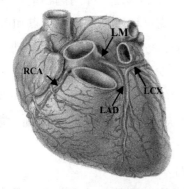

图3-86 冠状动脉解剖图(正面观)

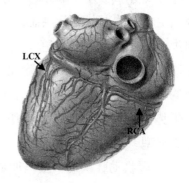

图3-87 冠状动脉解剖图(背面观)

前降支（LAD）：沿前室间沟下行，绕过心尖至心的膈面与右冠状动脉的后室间支（后降支）相吻合。沿途发出许多小分支如：① 动脉圆锥支，分布至动脉圆锥；② 左室前支，分布于左室前壁大部及前室间沟附近的右室前壁；③ 室间隔支，分布于室间隔前2/3。为各自负责的心肌部分供应血液。

旋支（LCX）：沿冠状沟左行，发出左缘支分布于左室外侧缘；至心后面时发出较小的分支分布至左房与左室。

右冠状动脉（RCA）：起自右主动脉窦，经肺动脉根部及右心耳之间，沿右冠状沟行走，绕过心右缘，继续在膈面的冠状沟内行走。沿途发出：① 动脉圆锥支，分布于动脉圆锥，与左冠状动脉的同名支吻合；② 右缘支，此支较粗大，沿心下缘左行趋向心尖；③ 后室间支（后降支），为右冠状动脉的终支。

在判断血管狭窄之前，我们一般要先观察冠状动脉起源、分布有无异常，这是观察CTA图像和书写报告的第一步。

8. 冠状动脉血供分型有哪些？

冠状动脉是供给心脏血液的动脉，起于主动脉根部，分左右两支，行于心脏表面。根据左右两支冠状动脉分布的区域不同，将冠状动脉的分布分为三型：① 右优势型，右冠状动脉在膈面除发出后降支外，并有分支分布于左室膈面的部分或全部；② 均衡型，两侧心室的膈面分别由本侧的冠状动脉供血，它们的分布区域不越过房室交点和后室间沟，后降支为左或右冠状动脉末梢，或同时来自两侧冠状动脉；③ 左优势型，左冠状动脉除发出后降支外，还发出分支供应右室膈面的一部分。据我国调查，右优势型约占65%，均衡型约占29%，左优势型约占6%。本例患者的右冠状动脉分布于左心室膈面，属于右优势型。

9. 冠状动脉狭的严重程度是如何分级的？

采用国际上通用的管腔直径法，即以狭窄部位近心端相对正常的管腔直径作为参照值,具体计算公式为:血管狭窄的程度=1−(狭窄处直径/狭窄处近心端正常血管径)×100%。冠状动脉狭窄分级:① 轻度狭窄<50%;② 中度狭窄50%～75%;③ 重度狭窄>75%。本节典型病例中的患者前降支近段血管狭窄90%,属于重度狭窄(图3−88)。

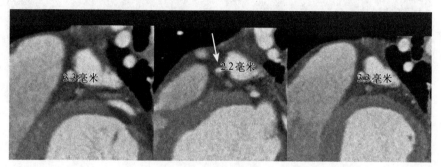

A. LAD近端正常管腔　　B. LAD狭窄部位管腔　　C. LAD远端正常管腔

图3-88　冠状动脉狭窄

10. 为什么会发生冠状动脉狭窄?

冠状动脉粥样硬化为最常见的狭窄性冠状动脉疾病,特别是肌壁外冠状动脉支的动脉粥样硬化。冠状动脉的炎症可引起冠状动脉狭窄,甚至完全闭塞而造成缺血性心脏病,例如结节性多动脉炎、巨细胞性动脉炎、高安动脉炎、韦氏肉芽肿病等均可累及冠状动脉。此外,梅毒性主动脉炎亦可造成冠状动脉口狭窄,但都比较少见。

11. 冠状动脉斑块是什么意思?

冠状动脉斑块分为钙化斑块、纤维斑块、软斑块(图3−89)。CT检查可以区别脂肪、纤维和钙化组织,进而判断冠状动脉斑块是钙化斑块、纤维斑块还是一个较大的脂池(软斑块)。钙化斑块,CT值大于130 HU;非钙化斑块中,软斑块CT值为42±22 HU,纤维斑块CT值为72±21 HU。

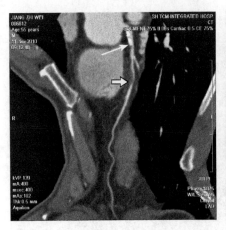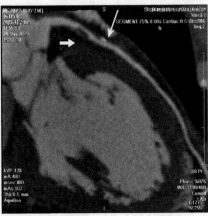

图3-89　冠状动脉CPR图像
冠状动脉钙化斑块(细白箭头),冠状动脉软斑块(粗白箭头)

12. 为什么要区分冠状动脉斑块的性质？

动脉粥样硬化性斑块按其是否容易发生破裂进而诱发心血管事件分为不稳定斑块和稳定斑块。

(1)"不稳定斑块"又被称为"易损斑块",是指易发生破裂,产生血栓并快速进展为罪恶斑块的动脉粥样硬化斑块,多由一个较大的脂质核心(多占总斑块面积的40%以上)和较薄的纤维帽(厚度多小于150微米)构成。由于脂质坏死核心内部的炎性反应——大量巨噬细胞、T淋巴细胞的浸润后坏死、新生血管的渗漏及斑块内出血后红细胞漏出所致的脂类蓄积等因素的发展变化,脂质坏死中心不断扩大,致使斑块的应力发生改变,最终导致斑块破裂。

(2)"稳定斑块"的纤维帽较厚,病变构成主要为纤维性结缔组织,其脂质坏死中心小或无基质,平滑肌细胞多而炎性细胞、巨噬细胞则较少,这种斑块强度大,不易破裂。大部分钙化的冠状动脉斑块属于稳定斑块。

13. 冠状动脉CTA还能诊断什么病变?

冠状动脉CTA除了可以对冠状动脉粥样硬化斑块的性质及动脉狭窄度进行评价,还可以评价冠状动脉支架置入后支架的变形、狭窄或闭塞,还可以应用于冠状动脉搭桥术(CABG)前的术前评估和术后桥血管的评价。另外冠状动脉CTA也能对冠状动脉畸形进行诊断。

14. 什么是先天性冠状动脉畸形?

先天性冠状动脉畸形是临床比较少见的先天性血管畸形,包括起始、分布和终止异常。根据解剖学特征分为以下4种类型。

(1)脉起源和分布异常,包括左主干缺如、冠状动脉开口位置异常(起源于对侧冠状窦或无冠窦、主动脉或其他动脉)和单支冠脉。

(2)冠状动脉终止异常,包括冠脉瘘、远端小动脉或分支数目减少(图3-90)。

(3)冠状动脉结构异常,包括先天性狭窄、闭锁、扩张或动脉瘤、发育不良、缺如、壁内冠脉(心肌桥)和分支异常等。

(4)冠状动脉异常交通。先天性冠状动脉异常大多数患者的冠状动脉血流正常,很少引起严重的心肌缺血,但少数具有潜在危险的起源异常可能引起严重后果,如冠状动脉起源于肺动脉,走行于主、肺动脉之间,走行其间的冠状动脉受到钳夹导致动力性狭窄甚至完全阻塞,或在血管急转弯处发生扭结,从而造成心肌缺血,严重者可发生心肌梗死、恶性心律失常、猝死等。

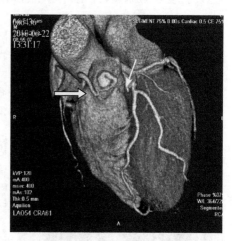

图3-90　冠状动脉终止异常
圆锥支(粗白箭头)、室间支(细白箭头)与主肺动脉之间动脉瘘

图3-91、图3-92示：同一患者冠状动脉VR、CPR图像，显示左旋支（LCX）动脉瘤（白箭头）。

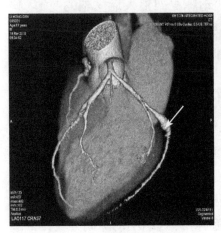

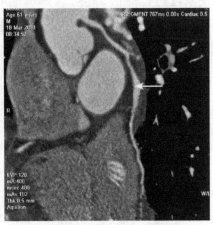

图3-91　冠状动脉VR图　　　　　　　图3-92　冠状动脉CPR图

图3-93、图3-94示：同一患者冠状动脉VR图像，RCA（白箭头）起源于左主动脉窦，并走行与主、肺动脉之间，属于恶性起源异常。

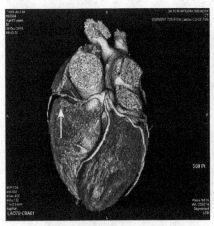

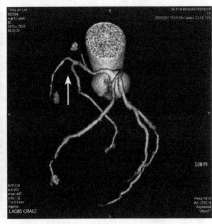

图3-93　冠状动脉VR图　　　　　　　图3-94　冠状动脉VR图

多排螺旋CT(MSCT)尤其是冠状动脉病变诊断的一种无创性检查方法,在诊断冠状动脉先天性异常方面具有显著优势,能清晰显示冠状动脉各种异常。

15. 什么是冠状动脉心肌桥?

冠状动脉及其分支通常走行于心外膜表面的脂肪组织中或心外膜深面,但有时动脉的某一段会穿行于心肌内,覆盖在该段冠状动脉上的心肌纤维束称为心肌桥,被覆盖的冠状动脉称为壁冠状动脉。

图3-95、图3-96示:同一患者冠状动脉VR、CPR图像,冠状动脉前降支(LAD)中段心肌桥(白箭头)。

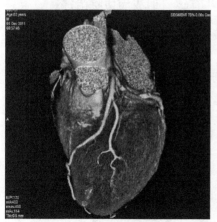 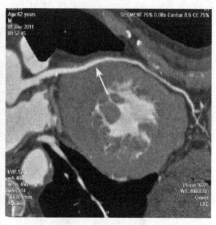

图3-95 冠状动脉VR图　　　　图3-96 冠状动脉CPR图

心肌桥是一种较常见的先天性解剖变异,国内尸检报告的检出率高达85%。过去认为心肌桥是不引起心脏病变的良性解剖变异,但近年来随着对心肌桥解剖、病理和血流动力学研究的深入,人们认识到心肌桥在特定情况下可导致心肌的缺血。心脏收缩时被心肌桥覆盖的这段冠状动脉受到压迫,出现收缩期狭窄,心脏得到血液不够,就影响工作,人身就觉得痛或难受。而心脏舒张时冠状动脉压迫被解除,冠状动脉狭窄也被解除。有的人心肌桥终生没事,有的人就有麻烦了。

CT诊断心肌桥敏感性较冠状动脉造影高,这是因为冠状动脉CTA不仅可以显示血管的形态和走行,而且可以直接显示位于心肌内的壁冠状动脉,后者是CT诊断心肌桥的直接征象,只有在MPR图像上见到冠状动脉走行于心肌内时,根据CT表现才能作出心肌桥的诊断。

第二节　下肢动脉 CT 血管造影检查

·**典型病例**·

患者,宋某,女,74岁。有糖尿病史21年,平时血糖控制不佳。本次因左侧下肢肿痛,左足皮肤化脓,并有破口形成而住院治疗。

·**图像资料**·

见图3-97、图3-98。

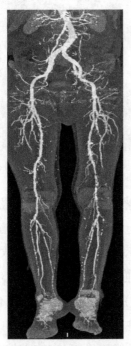 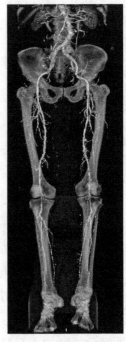

图3-97　下肢动脉MIP图　　图3-98　下肢动脉VR图

·诊断报告·

1. 放射学表现　下肢动脉CTA检查的MIP图像及VR图像显示，两侧髂总动脉、股动脉、腘动脉及膝下动脉走行、分布未见异常。腹主动脉及下肢动脉见多发钙化斑块及软斑块，其中左侧股动脉下段狭窄，约80%，左侧膝下动脉中，腓动脉中远段部分闭塞。

2. 放射学诊断

（1）左侧股动脉重度狭窄，左侧膝下动脉部分闭塞。

（2）腹主动脉及下肢动脉多发斑块形成。

·报告解读·

（1）两侧下肢动脉由腹主动脉分出，形如两棵倒立的树，沿途发出分叉。

（2）"两侧髂总动脉、股动脉、腘动脉及膝下动脉"就是下肢动脉树的主要组成部分及分支。

（3）"腹主动脉及下肢动脉见多发钙化斑块及软斑块"：提示血管硬化改变，斑块并可导致血管狭窄。

（4）"左侧股动脉下段狭窄约80%"：提示为重度狭窄。

（5）"腓动脉中远段部分闭塞"：提示最严重的狭窄病变，临床上对应的下肢往往有缺血的表现，甚至坏死、溃烂。

·知识问答·

1. 下肢动脉CTA检查是如何进行扫描的？

CTA检查全称为CT动脉血管造影检查，可用于全身各个部位血管成像。进行下肢动脉CTA检查，一般经肘部贵要静脉或锁骨下静脉将造影剂注入静脉，经过心脏进行血液循环，造影剂会进入下肢动脉，通过测量股动脉血管内造影剂的浓度，达到一定的浓度值（血管亮度值）时CT机自动触发扫描，从肾动脉扫至足背，全程清晰显示下肢动脉。

2. 下肢动脉血管有哪些分支？

腹主动脉分叉后，分为左右髂总动脉，髂总动脉又分为髂外动脉及髂内动脉，髂外动脉向下延伸为股动脉（图3-99）。股动脉是下肢动脉的主干，股动脉在肢体分出股浅动脉和股深动脉。股浅动脉是下肢最主要的供血动脉。股深动脉是股动脉最大的分支，股深动脉又分出旋股外侧动脉和旋股内侧动脉。当股浅动脉出现闭塞和外伤时，肢体的供血主要靠股深动脉及其侧支循环。腘动脉是股动脉在腘窝的直接延续，位置较深，是大腿和小腿血管连接的枢纽。在腘窝下角，腘动脉通常分成两终末支，胫前动脉和胫后动脉。胫后动脉主干起始处发出腓动脉。在肢体急、慢性缺血情况下，胫前动脉、腓动脉、胫后动脉这三条膝下动脉通常是下肢动脉拱桥和静脉动脉化的吻合部位，而当三条动脉中有一根通畅，则意味着缺血肢体可以生存、恢复、缓解。胫前动脉移行为足背动脉。

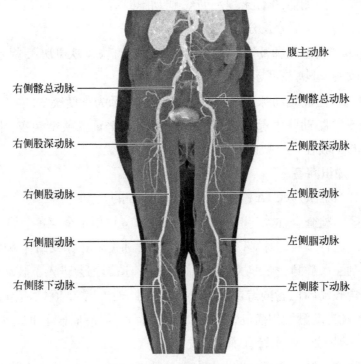

图3-99 下肢动脉解剖示意图

3. 下肢动脉CTA检查的图像有哪些?

下肢动脉CTA检查观察的图像主要有:VR图像、MIP图像、CPR图像及原始采集的图像。

(1)VR图像(图3-100):VR是英文"volume rendering"的缩写,亦称容积重建法,是目前最重要也最常用的图像后处理方式之一,也是一种完全意义上的3D成像技术,其特点是最大程度保留有用的数据信息,可以重建出高质量的血管影像,并具有立体感,有利于临床医师观察和理解。

(2)MIP图像(图3-101):MIP是英文"maximum-pixel-intensity projection"的缩写,意思是最大强度投影或最大密度投影,亦称最强像素投影法,是一种简单常用的3D后处理方式,其原理是利用计算机

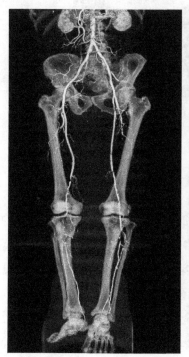
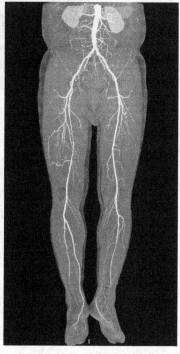

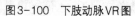

图3-100　下肢动脉VR图　　　　图3-101　下肢动脉MIP图

对扫描容积内的数据进行线束透视投影,其中CT值最大的像素得以显示。MIP图像比较适合观察血管的整体情况。

(3) CPR图像(图3-102): CPR是曲面重建法或曲面合成法的简称,是英文Curved planar reformation的缩写。作为一种多平面重建(MPR)的特殊形式,CPR在一定程度上弥补了MPR在显示血管方面的缺点,通过跟踪血管走形方向可以把迂曲走形的血管"拉直"显示在同一平面上,从而更加直观准确地显示血管全程和血管内部的情况。

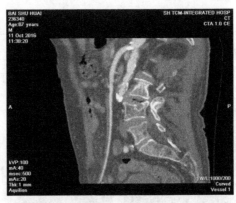

图3-102　肠系膜上动脉CPR图

4. 什么样的CT检查适合进行下肢动脉CTA检查?

CT血管造影检查是近年发展起来的一种非侵入性检查手段。随着多排螺旋CT机临床广泛应用,尤其是64排及以上的螺旋CT机,下肢动脉血管病变检查的不足得到极大的改进。64排及以上螺旋CT机的球管容量增加,这使CT扫描时间大幅度缩短、覆盖范围能够更广,在长度较长的下肢动脉临床应用中更具优势,实现了精细直观的三维CT血管成像。

5. 进行下肢动脉CTA检查危险吗?

下肢动脉CTA检查是一种安全的检查方法,在检查中患者无须特殊的准备,只要保持体位固定、无移动即可,检查过程中平静呼吸,一般无明显不适的感觉。但是对于碘过敏患者或肾功能不全的患者应避免应用此检查。检查结束后受检者应多饮水,以有利于造影剂的排出。

6. 下肢动脉硬化闭塞症是什么疾病? 其高危因素有哪些?

下肢动脉硬化闭塞症(PAOD)是由于下肢动脉粥样硬化斑块形成,引起下肢动脉狭窄、闭塞,进而导致肢体慢性缺血。随着社会整体生活水平的提高和人口的老龄化,下肢动脉硬化闭塞症的发病率逐年提高。

流行病学调查显示吸烟、糖尿病、高脂血症、高血压病、高同型半胱氨酸血症、高凝状态、血液黏着性增高及高龄等是下肢动脉硬化闭塞症的危险因素。其中吸烟与糖尿病的危害最大,二者均可使周围动脉疾病的发生率增高3～4倍,合并存在危险性更高。其次是高脂血症,尤其是血低密度脂蛋白胆固醇升高,其与全身多部位动脉粥样硬化的发生密切相关。及时发现导致动脉硬化的危险因素并加以控制,能够延缓动脉硬化的进程,降低下肢动脉硬化闭塞症的发生风险。

7. 下肢动脉CTA检查的作用是什么?

下肢动脉CTA检查为下肢动脉硬化闭塞症患者提供了一种无创、快速、准确的检查方法。能对下肢动脉闭塞性疾病的血管病变范围和程度进行有效的评价(图3-103),也可以作为下肢动脉闭塞性疾

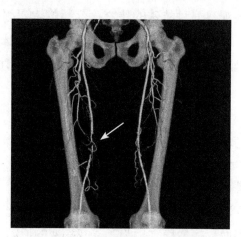

图3-103　下肢动脉CTA VR图像
清晰显示右侧股动脉中段闭塞(白箭头)

病治疗随访的有效手段。另外对于下肢血管支架置入术患者，下肢动脉CTA检查应用于支架置入术前的评价以及对支架置入后是否有变形、狭窄或闭塞的随访。

8. 下肢动脉CTA检查与传统的数字减影血管造影（DSA）检查相比有哪些优势？

目前认为，数字减影血管造影（DSA）检查为动脉狭窄或闭塞性疾病诊断的"金标准"。对下肢动脉硬化闭塞患者做下肢动脉DSA检查，较其他检查方法能够更早、更准确地了解血管的病变情况，尤其是一些细小的血管，因此DSA检查对制定治疗方案更具有指导和参考意义，而且该检查过程中，可以根据病变情况进行介入治疗。但是，DSA检查属于一项有创伤的检查，可能存在众多并发症及禁忌证，同时其检查过程中产生的巨大辐射亦可能对患者的身体造成一定的影响和伤害。相比之下，CTA检查属于非侵入性检查手段，并发症少，易被患者接受。同时CTA检查的X线剂量仅为DSA检查的1/4～1/3，对人体伤害更小。除此之外，与DSA检查相比，CTA检查还具有以下优势：可以提供三维图像，能够从任意角度更好地观察狭窄病变，尤其是可以很好地观察一种特殊的狭窄病变，该病变呈偏心性特点，或一些特殊血管，如移植的血管等。其不仅能显示动脉血管腔内的病变，而且还可以显示动脉血管壁的情况，如有无斑块形成，斑块的性质如何等。

第三节　头颅 CT 血管造影检查

· 典型病例 ·

患者，男，58岁。因突发神志不清2天来医院急诊，做CT检查发现蛛网膜下腔出血。病情稳定后为了寻找病变的原因，于是医生建议进一步做头颅CTA检查。

·**图像资料**·

见图3-104。

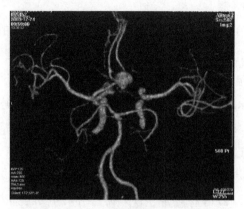

图3-104　大脑前交通动脉瘤VR图

·**诊断报告**·

1. 放射学表现　大脑前交通动脉见动脉瘤影像,瘤体直径约为11 mm,瘤颈部宽约4 mm。右侧大脑前动脉A1段显示较为纤细,大脑中动脉及大脑后动脉未见明显异常。

2. 放射学诊断

(1)大脑前交通动脉动脉瘤。

(2)右侧大脑前动脉供血优势来源于左侧颈内动脉(变异)。

·**报告解读**·

本节典型病例是典型的头颅CTA检查在动脉瘤检查中的临床应用。

(1)"大脑前交通动脉见动脉瘤影像,瘤体直径约为11 mm,瘤颈部宽约4 mm":描述了动脉瘤的位置和大小,而且测量了动脉瘤的颈部,这对临床医师在手术时选择动脉瘤夹的型号非常有帮助。

(2)"右侧大脑前动脉A1段显示较为纤细":提示右侧大脑前动脉第一段较细小,这往往是一种颅底血管的变异,所以在放射学诊断中第二项为"左侧大脑前动脉供血优势来源于右侧颈内动脉（变异）"。这种变异的患者更容易在大脑前动脉交通支发生动脉瘤病变。

·知识问答·

1. 头颅CTA检查和头颅CT增强扫描检查是一样的吗？

头颅CTA检查和头颅CT增强扫描检查不是一回事。头颅CTA检查是用于检查颅内动脉的情况，可清楚显示Willis动脉环，以及大脑前、中、后动脉及其主要分支，对闭塞性血管病变可提供重要的诊断依据。而脑部CT增强扫描检查是用于检查脑实质的病变，观察具体病灶的强化特点，而不是用于显示颅内动脉。

2. 哪些疾病需要进行头颅CTA检查？

脑动脉瘤、脑动静脉畸形、烟雾病、颈内动脉海绵窦瘘、动脉粥样硬化等疾病需要进行头颅CTA检查。

（1）动脉瘤：动脉瘤破裂是引起蛛网膜下腔出血的最常见的原因。头颅CTA检查是一种无创、快捷的检查方法，尤其64排以上螺旋CT机的出现，不仅明显缩短了检查时间，提高了动脉瘤的诊断及其在术后随访中的应用价值，还能够显示更微小的动脉瘤及动脉瘤的瘤颈，并可测量瘤颈的宽度，这对于动脉瘤的治疗有重要的意义。头颅CTA检查在颅内动脉瘤的术后随访中也发挥着重要的作用。因为术后动脉瘤是否完全闭塞、瘤颈有无残留以及载瘤动脉是否通畅是评价手术治疗效果的重要依据，所以头颅CTA检查可以作为术后随访的首选方法。

（2）脑动静脉畸形：脑动静脉畸形（AVM）是胚胎时期形成的先天性脑血管异常，它是由供血动脉、畸形血管团及引流静脉组成。多层螺旋CT血管成像（MSCTA）通过强大的后处理技术，能清晰地显示细小的供血动脉畸形血管团及引流静脉。

（3）烟雾病：烟雾病（MMD）是一种少见的慢性进行性脑血管闭塞性疾病，主要引起颈内动脉末端及大脑前中动脉起始段狭窄或闭塞,并伴有烟雾样侧支血管形成。头颅CTA检查不仅可以清晰显示狭窄的血管、脑底异常血管网及狭窄远端和侧支血管等情况,还能通过一次性扫描,显示脑实质的病变,如病变早期的多发梗死灶、动脉瘤及畸形血管的破裂出血。

(4)颈内动脉海绵窦瘘:颈内动脉海绵窦瘘(ICCF)是颈内动脉海绵窦段由于外伤或先天因素形成的异常血管通路,使海绵窦压力增高,海绵窦邻近的血管(尤其是眼上静脉)及神经受压,引起一系列的临床症状。头颅CTA诊断颈内动脉海绵窦的优点可总结为:清晰显示海绵窦的大小、形状及位置;直接显示瘘口的位置、大小及数目;清楚显示颈内、外动脉及主要分支的行程、管腔大小、管壁厚度与海绵窦的关系及其他供血动脉;全面显示眼眶、颌面部骨骼和软组织与异常血管的关系。

(5)动脉粥样硬化:动脉粥样硬化是引起缺血性卒中的重要原因之一。头颅CTA检查可以评价动脉狭窄程度,可以判定斑块的位置、形态、大小及范围,对缺血性脑血管病的诊断及治疗有重要的价值。

3. 对急性蛛网膜下腔出血的患者应该如何选择头颅CTA、头颅MRA或头颅DSA这三种检查?

DSA检查虽然仍是诊断脑血管疾病的“金标准”,但是它存在有创性、费用昂贵以及辐射剂量大等缺点,使其不能成为常规的检查方法。急性蛛网膜下腔出血的患者在进行DSA检查前可以进行头颅CTA检查,明确有无动脉瘤,动脉瘤的位置、大小、形态,对患者的病情进行评估,如果适合进行DSA检查及进一步治疗的患者可以选择行头颅DSA检查。

MRA检查虽然具有无创、无辐射危害、且不需要静脉注入对比剂等优点,但MRA检查的扫描速度慢,时间分辨率及空间分辨率相对较低,且有血管的流空效应,禁忌证较多,对于体内置入支架、义齿、节育环等金属的患者不能行MRA检查。急性蛛网膜下腔出血主要原因为颅内动脉瘤破裂，患者起病急，症状重，需要通过快速的检查方法明确病因及病情，故 MRA 检查并不是急性蛛网膜下腔出血患者首选的检查方法。

多层螺旋 CTA 检查是一种无创、简便、快捷的检查方法，扫描时间不会超过 2 分钟，患者耐受性好，并可以通过强大后处理技术显示蛛网膜下腔出血的原因，可以作为急性蛛网膜下腔出血患者首选的检查手段。

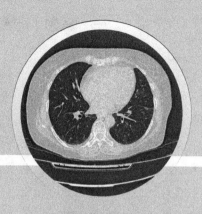

第四篇
CT 检查的
安全性及防护

一、辐射的剂量单位是什么?

用于评价辐射剂量的单位有两种:吸收剂量和当量剂量。

吸收剂量的单位是戈瑞(Gy),指的是每1千克受照物体吸收1焦耳辐射能。其描述的是电离辐射的能量。

当量剂量的单位是希沃特(Sv),指的是吸收剂量与权重系数的乘积,通常用于辐射防护中。在X线中,我们通常把权重系数设为1。也就是说1 Gy=1 Sv=1 000 mSv。当量剂量反映的是电离辐射被吸收后对人体产生效应的强弱,因此,对于辐射剂量,应更关心当量剂量。

二、CT 有辐射吗? 辐射剂量大吗?

CT有辐射,具体的辐射剂量依据CT机型不同而不同。但所有的CT机均在一个安全的范围内,并且随着科技进步,CT检查时的辐射剂量也越来越低。

一般公众年剂量限值为1 mSv;公众年剂量限制指的是不含本底辐射及医疗照射的全身可接受辐射限制,具体到全身各个部位,其剂量限制高于全身各个部位,如眼晶体150 mSv,皮肤500 mSv。乘坐飞机20小时的剂量为0.1 mSv;每天吸20支烟年的剂量为0.5~2 mSv。而头颅CT为2 mSv,胸部CT为8 mSv,腹部CT为10 mSv。也就是说做1次头颅CT相当于乘坐20次飞机,吸1年的烟。

三、辐射对人体会有什么危害?

辐射照射对人体的危害包括随机效应和确定性效应。只有确定性效应有阈值,其严重程度取决于剂量多少。随机效应发生的概率与剂量有关,严重程度和剂量无关。也就是说单次照射即使受照剂量很大,也不一定会出现问题,具有随机性。

　　一般单次CT检查的辐射剂量 < 0.25 Gy,不会出现明显的病理改变和不可恢复的机能变化。而 0.25 Gy在正常CT扫描中很难被逾越,因此,单次CT扫描一般不会对人体造成危害。

　　人体的不同组织和器官对辐射的敏感性是不同的,射线对人体作用时,有3种生化指标可发生明显的变化:白细胞、血小板及染色体,因此,若担心自己受到辐射影响,可以通过血常规白细胞及血小板计数进行监测。

四、CT 的辐射剂量会在体内积累吗? 多长时间可以消失?

　　CT的本质是X线,是电离辐射的一种,其本身不会残留在人体,不会在人体蓄积。所以也不存在多长时间可以消失这一问题。

五、一年能接受几次 CT 检查?

　　医学上并没有规定患者1年能接受几次CT检查。虽然CT存在电离辐射,但剂量非常有限。根据病情所需检查的CT电离辐射量不会达到损伤剂量,不会影响健康或者导致癌症的发生。只要不在短期内频繁进行CT检查,就不会对身体产生危害。若确因病情需要,短时期内需进行多次CT检查,可定期监测血常规变化,观察CT检查的危害。

六、孕妇在不知情的情况下接受了 CT 检查, 必须流产吗?

　　科学研究认为一般对胎儿产生智力影响的辐射阈值是 $0.2 \sim 0.4$ Gy;辐射 0.05 Gy以下则不会产生流产、致畸或智力影响。0.05 Gy是什么概念？一般CT检查辐射剂量最大的是腹部CT检查,一般在0.01 Sv,相当于0.01 Gy。因此,孕妇在未知情的情况下,不必特别惊慌,可以记录下CT检查的时间及部位,咨询相关的专业医师,再评估胎儿的情况,选择是否应该流产。

七、接受 CT 检查时需要防护吗？怎么防护？

CT检查有电离辐射,因此需要防护。防护的原则是正当化、最优化及个人剂量限值。最可采取的措施包括:

（1）机房及出入口使用屏蔽防护措施。

（2）对受检者除检查部位,用防护用品进行防护,尤其是青少年、儿童及育龄妇女,重点防护性腺及甲状腺等敏感区域。

（3）严格掌握CT检查的适应证。

八、降低 CT 辐射的方法有哪些？

虽然CT辐射在安全水平,但仍应以最小的代价和最小的辐射剂量获得有价值的医学影像。降低辐射剂量的方法有:

（1）降低管电压。

（2）降低管电流,采用自动毫安秒技术。

（3）增加螺距。

（4）采用迭代重建的方式。

随着CT迭代重建新技术的使用,联合低管电压、大螺距及自动管电流计数,CT检查的辐射剂量正大幅度的下降,从而可以更好、更安全地造福人类的健康。

主要参考文献

龚洪献，曾献军，何来昌．骨骼肌肉病变CT与MR对比临床应用．北京：人民卫生出版社，2014．

李果珍．临床CT诊断学．第二版．北京：中国科学技术出版社，2005．

唐光健，秦乃姗．现代全身CT诊断学（上册）．第三版．北京：中国医药科技出版社，2013．

鱼搏浪．中枢神经系统CT和MR鉴别诊断．第二版．西安：陕西科学技术出版社，2005．

周康荣，曾梦苏，严富华．腹部CT诊断学．第二版．上海：复旦大学出版社，2011．

Andreas, Adam Adrain. 格－艾放射诊断学（上册）．第六版．张敏鸣译．北京：人民军医出版社，2015．

P Fleckenstein, J Tranum-Jensen. 影像解剖学．郝强，陈宏劼，林玲译．福州：福建科学技术出版社，2003．

Cristiano Rampinelli, Daniela Origgi, Massimo BellomiLow-dose. CT: technique, reading methods and image interpretation. Cancer Imaging, 2012, 12（3）: 548－556.

葛琛瑾，舒政．多排螺旋CT尿路造影的研究进展，中华泌尿外科杂志,2013,(1):69-71.

Naidich DP, Bankier AA, MacMahon H, et al. Recommendations for the management of subsolid pulmonary nodules detected at CT: a statement from the Fleischner society. Radiology, 2013, 266(1): 304-317.

主 编 信 息

·**基本信息**·

舒政,男,1968年出生,主任医师,硕士研究生导师。现任上海中医药大学附属上海市中西医结合医院影像科主任,医学影像教研室主任,虹口区临床医学重点学科负责人,上海市中西医结合学会影像专业委员会委员,上海市医学会放射专业委员会心胸学组成员,上海市科学技术委员会专家库成员,上海市虹口区放射诊断质控专家组组长。从事医学影像学临床、科研、教学工作20余年,2014年曾作为访问学者在美国南加州大学USC凯克医学院进修学习。主要研究方向为无创血管成像技术在心脏及下肢病变中的临床应用,主持各级科研项目8项,并在医学核心期刊发表科研论文30余篇。

·**擅长领域**·

擅长CT及MRI影像学诊断,尤其对胸腹部肿瘤及肺部结节的影像学诊断与处理策略具有丰富的经验,并开展CT引导下介入诊断与治疗技术。

·**门诊时间**·

专家门诊:每周二下午;特需门诊:每周四下午。